女性が医師に「運動しなさい」と言われたら最初に読む本

中野・詹姆士・修一 —— 著
伊藤恵梨 —— 監修
蔡麗蓉 —— 譯

醫生說「請妳運動！」時，最強對症運動指南

日本首席體能訓練師教妳：

1次5分鐘，改善肥胖、浮腫、
自律神經失調、更年期不適！

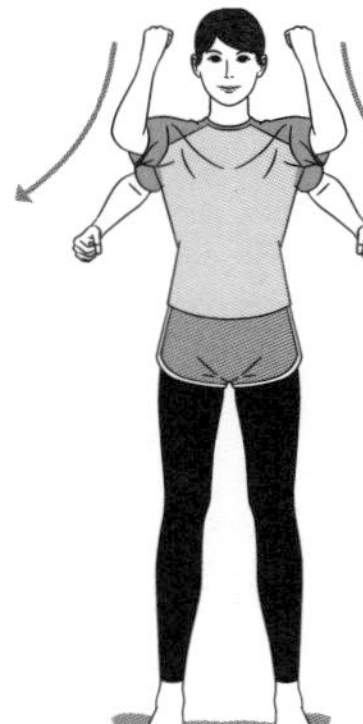

方舟文化

目錄

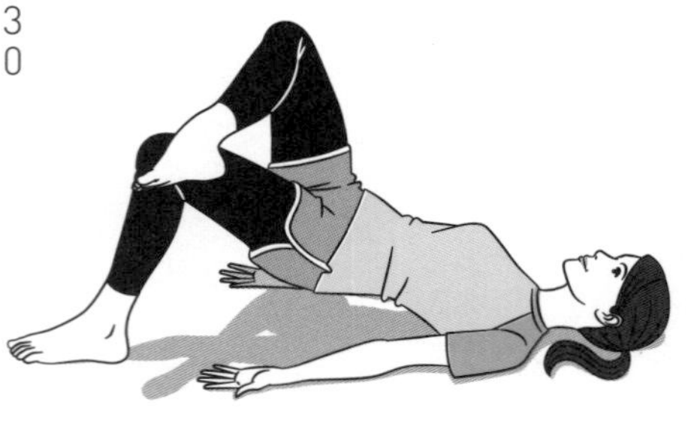

第6章

生產前後正確運動，對身體好處多多

第7章

找回身體的穩定度，做對「伸展」是關鍵

第8章

如何運動及飲食才能健康瘦下來？

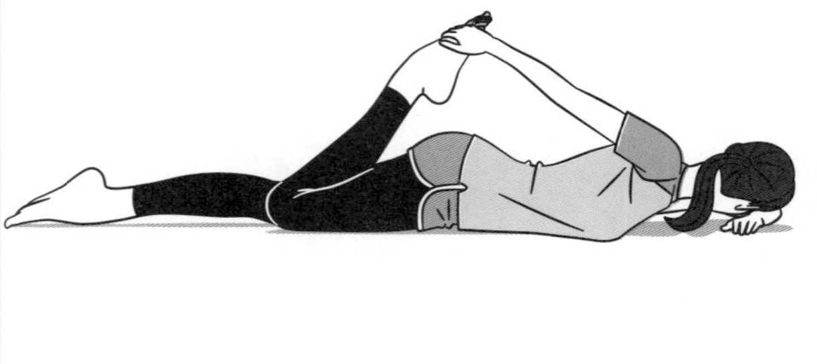

第9章

逐年感覺「體力衰退」的元凶原來是？

第10章

參考Q&A解決運動的「煩惱」

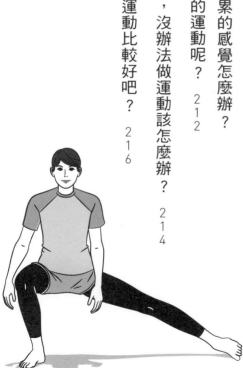

前言
對女性健康而言，「最大的敵人」是什麼？

中野・詹姆士・修一

大家都知道，「運動有益健康」。而且大家也都清楚，「為了健康著想，最好抽出時間做運動」。

但是因為工作忙碌，或是不了解如何做運動才好等種種因素影響下，使人躊躇不決，因而無法開始做運動的人卻比想像中多出許多。

這些人在健檢過後，聽到醫生說「請你運動」時，究竟該做哪些運動才好，這部分已經全部彙整於我的前一本著作，**《醫生說「請你運動！」時，最強對症運動指南》**當中了。

前一本著作是以男女皆能參考為考量，不過老實說。

在出版後依照出版社所提供的數據來看，**男性讀者僅佔四成，女性讀者卻有六成之多**。

大概是因為女性比較注重健康，因此聽到醫生說「請妳運動」時，才會有比較多的人認真思考「必須做運動」這個問題。

因此，這次才會計畫推出**女性取向的運動書**，也就是現在各位手上拿到的這本書。

當初會想推出以女性為主的運動書，原因便在於女性有許多特別的需求。**不只是女性容易罹患某些疾病，或是哪些運動的方法女性比較容易上手。而是因為女性為了身體健康投入運動時，有一個「最大的敵人」將會形成阻礙**。

這個「最大的敵人」是什麼呢？

首先必須認清一個事實，多數女性不像男性，並沒有運動的習慣。也就是說，女性並不習慣做運動，所以聽到醫生說「請妳運動」之後，才會有極高比例的人備感困惑，不知道做哪些運動才好。

或許大家會覺得：「事實並非如此，畢竟在街上時常見到正在慢跑或健走的女性。」甚至在健身房內，也會看到許多女性除了舞蹈及瑜珈之外，也會使用健身器材做肌力訓練。

可是，沒有運動習慣的女性比例佔多數，卻是不爭的事實。

請大家參閱接下來的圖表。這是由日本厚生勞働省所公布，「國民健康・營養調查」當中「有運動習慣的人所佔比例」之圖表。

意想不到的是，女性在二十幾歲這個年齡層，竟然只有一一・六%的人有運動的習慣。

三十幾歲的女性為一四・三%，四十幾歲的女性為一六・一%，五十幾歲的女性才終於上升到二三・九%。無論哪一個年齡層，所佔比例都比同年齡層的男性來得低（這裡所謂的「有運動習慣」，是指每週二次以上，每次

有運動習慣的人所佔比例

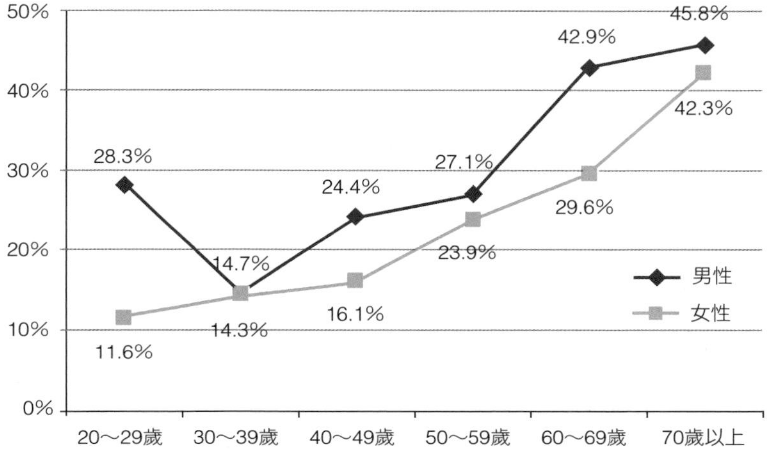

資料來源：日本厚生勞働省「國民健康・營養調查」（2017 年）

做三十分鐘以上的運動）。

總而言之，隨著近年健康意識抬頭，想要積極做運動的女性雖然不在少數，但是大多數的女性，還是沒有養成做運動的習慣。說不定其中有些女性，過去除了學校的體育課之外，幾乎從來沒做過運動。

這樣一來，難怪許多女性在聽到醫生說「請妳運動」時，紛紛表示不知道該做哪些運動，因而感到手足無措。

此外，阻礙女性健康的另一

個「敵人」，其實就是**許多女性都缺乏肌力**。如果有人問妳，「妳覺得自己具有充足的肌力嗎？」恐怕有非常多的女性，都會回答「沒有」吧。

說不定，大多數的女性可能都未曾思考過，「自己需要肌力」這個問題。甚至於，應該有人從來沒做過肌力訓練（肌肉訓練）。

但是，**許多女性的不適症狀，原因都出在缺少肌力**，想要治癒不適症狀，必須讓自己培養肌力才行。包括**肩頸痠痛**以及**雙腳水腫**的問題，在缺少肌力的狀態下都只能治標不治本，容易一再復發。甚至是女性常見的**皮下脂肪型肥胖**，在肌肉量少的狀態下，也很難有效率地燃燒脂肪。

大家不要老是想著「做肌肉訓練很吃力……」應該聚焦在解決肌力不足的問題，因為肌力可說是維持身體健康十分關鍵的一環。

在這本書中，我將反覆提醒大家養成運動的習慣，還會一再說明解決缺乏運動與缺少肌力的問題有多重要。

覺得自己沒辦法持之以恆做運動或是做肌肉訓練的女性，應該不在少數。我明白大家的心情。但是，女性的各種身體不適，以及女性容易罹患的諸多疾病，全都與缺乏運動以及缺少肌力息息相關。關於這一點，即便需要我再三強調也不足惜。

此外，我還想為生活忙碌無暇運動的人，或是不了解如何做運動的人，盡可能言簡意賅逐一解說短時間就能有效率做運動的祕訣，以及效果明顯的運動方法。

本書內容為求正確無誤，還委請慶應義塾大學醫學系運動醫學綜合中心的伊藤惠梨醫師，負責監修的工作。

另外，有關生產前後的運動部分，則委請同一間綜合中心的田畑尚吾醫師提供建議。

如能藉由本書，讓更多人開始投入運動，願意為了改善自己的身體建康靠一己之力跨出一步的話，將是我最感喜樂的事。

皮下脂肪型肥胖
對症運動
下半身肌肉訓練

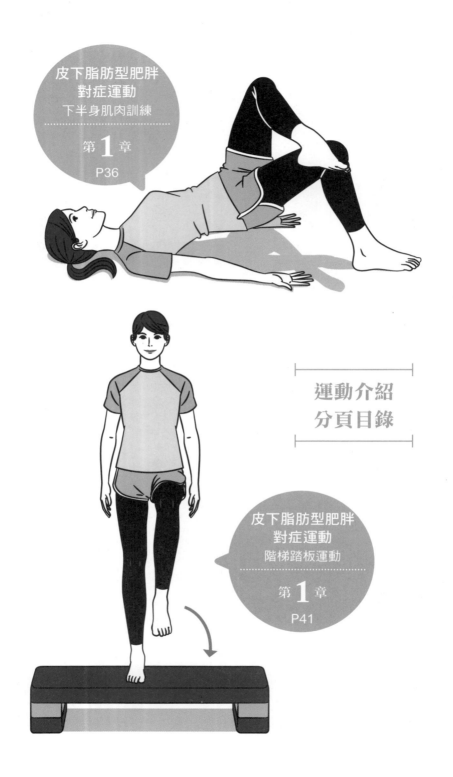

第1章
P36

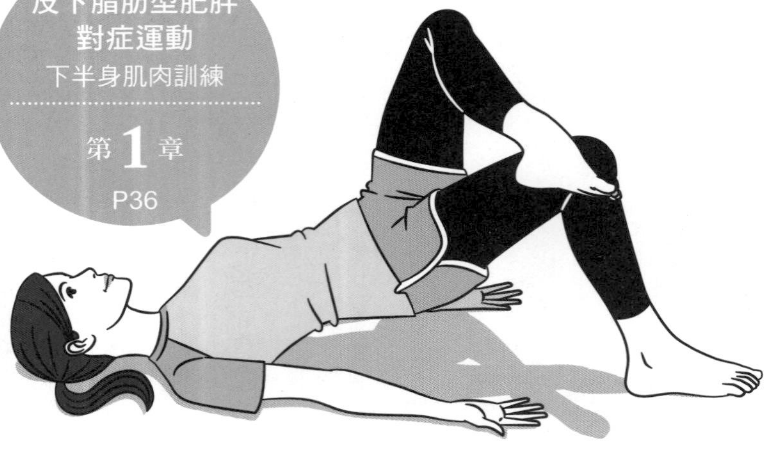

運動介紹
分頁目錄

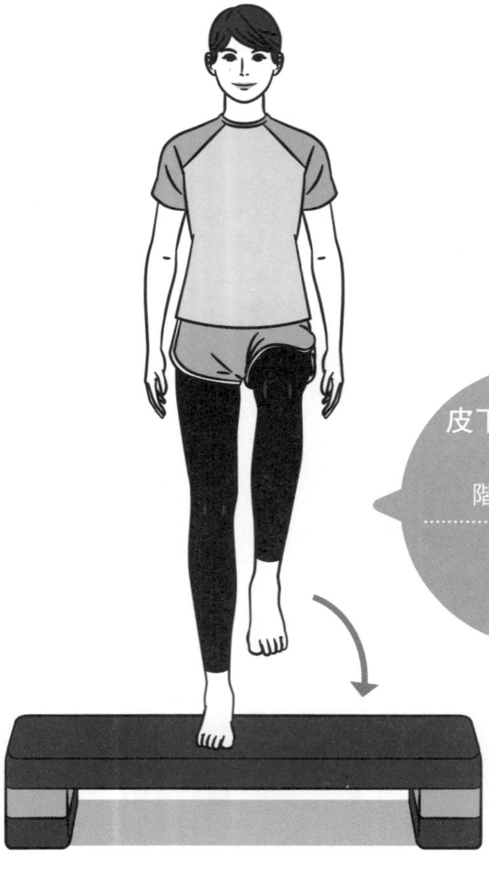

皮下脂肪型肥胖
對症運動
階梯踏板運動

第1章
P41

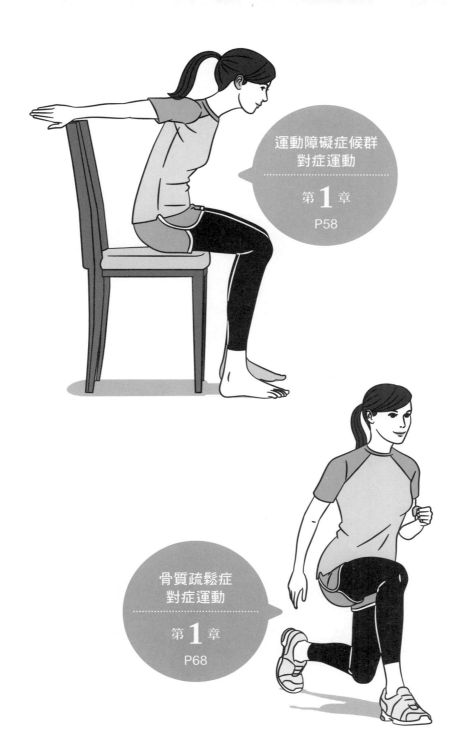

運動障礙症候群
對症運動
第1章
P58

骨質疏鬆症
對症運動
第1章
P68

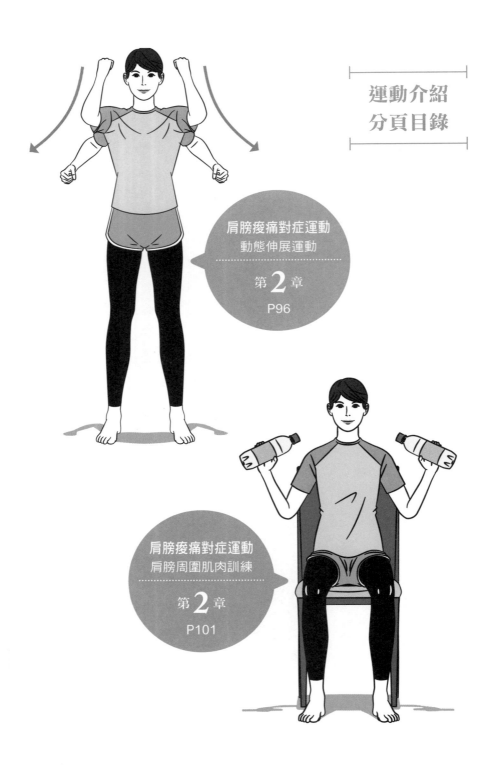

運動介紹
分頁目錄

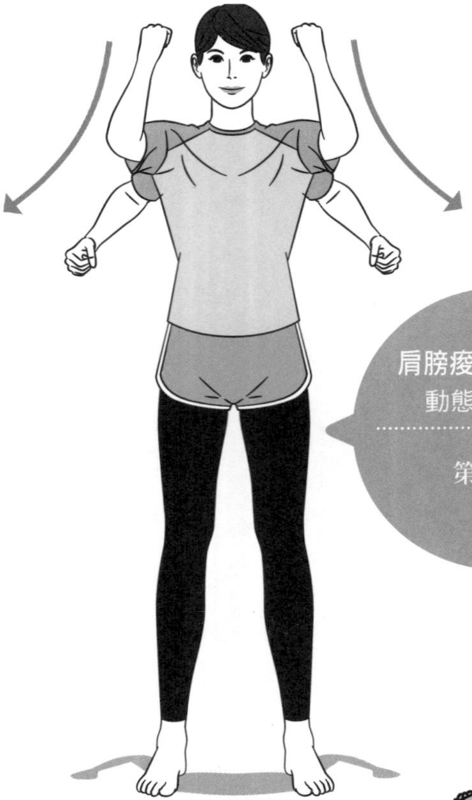

肩膀痠痛對症運動
動態伸展運動

第2章
P96

肩膀痠痛對症運動
肩膀周圍肌肉訓練

第2章
P101

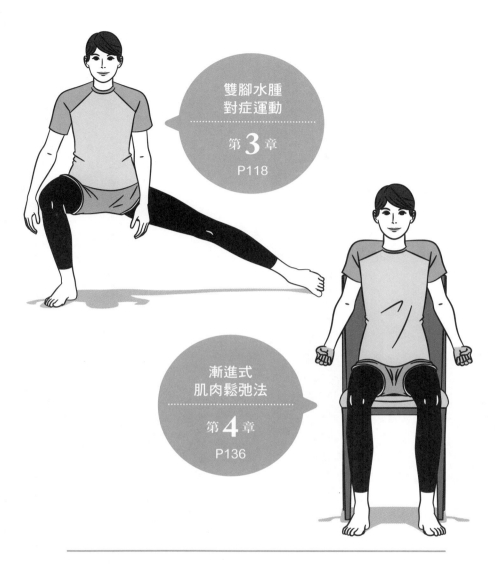

雙腳水腫
對症運動

第3章
P118

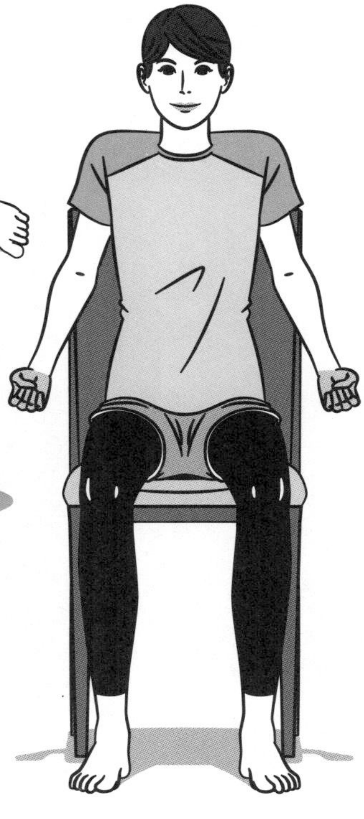

漸進式
肌肉鬆弛法

第4章
P136

本書讀者專屬活動！
用手機或上網
即可觀看運動解說影片

https://reurl.cc/8lVA2d
帳號：12345678　密碼：12345678
請連至上述網址或掃描 QRcode，
並輸入帳號與密碼後觀看動作解說影片。

第 1 章

想要「身體健康」萬萬不可缺少「肌肉」！

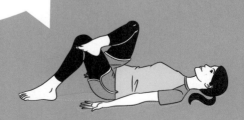

為什麼長時間「一天走一萬步」還是成效不彰？

相信大家都知道，運動有益健康，也都知道想要減肥預防生活習慣病，或是鍛鍊下半身以防臥床不起，最好日常要養成運動的習慣。

但是，就算大家都知道運動對身體好，卻也不是每一個人都懂得如何做運動才能發揮成效。

甚至於，應該會有人因為「工作太忙抽不出時間」，或是「不知道第一步該怎麼做才好」等種種理由，於是在運動之前，老早就宣告放棄。

還有些人就算已經下定決心，踏出第一步要開始做運動了，卻總是感受不到成果，因此倍感沮喪。

明明已經在做運動了，卻還是無法如願地瘦下來，健康檢查的結果也依舊不理想，甚至於爬個樓梯還是上氣不接下氣……

為什麼就算開始運動了，還是會演變成這樣的局面呢？就是因為**很多人都陷入「自認做過運動」的迷思裡**。

這世上充斥著各式各樣的健康資訊。

譬如大家應該常聽說「提前一站下車走路回家」，或是「做家事時想辦法邊動邊做肌肉訓練」等。

但是多走一站的距離，或是做家事順便做肌肉訓練，在運動強度不足的狀態下，根本無法達到「做運動的目的」。

當然多走一站的距離，也不能說完全沒有幫助。我們做運動的目的有很多種，如果想要紓解壓力，或是改善全身血液循環進而促進新陳代謝的話，運動強度低的「輕鬆」健走或肌肉訓練或許可行。

但如果運動的目的是在於消除**肥胖**、解決**生活習慣病**或**運動障礙症候群**（Locomotive Syndrome）、改善健檢紅字的話，一味地長時間做強度低的健走或肌肉訓練，老實說效果很差。

愈是忙到抽不出時間的人，愈是需要增加運動強度。不然隨意做些強度低的運動，就「**自認做過運動**」了，自然很難看出成果。

做再多「練不出肌肉」的運動根本毫無意義？

究竟何謂具適當強度，能展現成果的運動呢？

這點可用**能不能練出肌肉**作為一個參考依據。「輕鬆」的運動，或許能改善全身的血液循環，卻很難練出肌肉。

事實上，「肌肉對於身體健康非常重要」的觀念，最近受到愈來愈多研究或媒體們熱烈地討論。

人類的肌肉量，**會在二十幾歲至三十幾歲時達到顛峰**，**日後主要會從下半身的部分開始衰退**。更有研究發現，過了三十幾歲之後，肌肉量會逐年下降一％。也就是說，什麼都不做的話，肌肉量只會一路消減下去。

肌肉量變少的話，會發生什麼情形呢？

比方說，目前已知需要協助或需要看護（臥床不起）的人，約有三成起因於「**運動器官機能不佳**」。所謂的運動器官，就是肌肉、骨骼及關節等，與身體活動相關的部位之總稱。總而言之，事先藉由肌肉訓練維持肌肉量，鍛鍊下半身，使身體活動自如，即可預防臥床不起。

此外，另有研究指出，**肌肉訓練對於預防失智症也能看出一定的成效**。「缺乏運動」是罹患阿滋海默症的危險因子之一，研究報告顯示，透過肌肉訓練或有氧運動等方式刺激肌肉，並促進血液循環，進一步活化大腦，可能有助於預防失智症。[1]

話雖然這麼說，就算研究提出想要預防臥床不起或失智症，應讓身體長出肌肉，但是大家可能會覺得，「擔心這種問題似乎言之過早」。

---

1 Ann Intern Med. 2018;168(1):30-38.

然而，為什麼會希望大家從二十幾歲或三十幾歲就應該開始做運動練肌肉，其實還有很多其他的理由。

現在就以做運動減肥這個例子，為大家說明緣由。

可能有很多人，都認為做輕度運動流點汗就能瘦下來，但是事實未必如此。在這世上，有些人為了瘦下來，於是會穿著厚重衣物去跑步，或是藉由上三溫暖或做熱瑜珈等方式，想讓汗水痛快地排出體外。

甚至可能有些人還會覺得，汗流得愈多，代表脂肪也能大量燃燒，但事實上這些排出體外的汗水，絕對不會和脂肪的燃燒量呈正比！

或許有些人在暢快流汗後，一量體重會開心地發現「體重變輕了！」，但那只是身體的水分流失而已。過度流汗後會呈現輕度脫水症狀，若不及時補充水分，有時還可能因此造成心臟等處的負擔。

許多女性在計畫「開始做運動」時，都會從熱瑜珈著手。當然熱瑜珈有助於使身心煥然一新，但在高溫的室內環境，不但無法長時間運動，而且

想瘦就得「先做肌肉訓練」

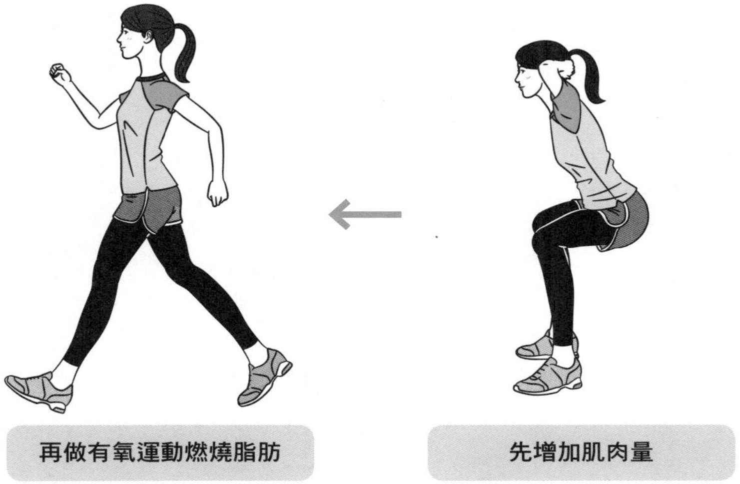

為了減重而去做運動時，首先須藉由肌肉訓練增加肌肉量，然後再做有氧運動使脂肪燃燒，這樣子效果才會明顯。

消耗的熱量也沒有想像中來得多。再加上運動強度也偏低，因此應該不太能練出肌肉來。

若說到能夠燃燒脂肪的運動，多數人腦海中浮現的，想必是健走或跑步這類的「有氧運動」。**但在肌肉量少的狀態下做有氧運動，倒不如先做肌肉訓練，這樣更能夠「抄捷徑」練出肌肉來。**只要肌肉增加，基礎代謝率就會提升，相對也就能燃燒較多的脂肪。

再者，想要預防或改善糖尿病的人，切記一定要增加肌肉量，才能讓身體容易大量消耗掉糖。如要解決生活習慣病的問題，關鍵就是做有氧運動再搭配肌肉訓練。

為什麼長時間「一天走一萬步」也看不出成效

除此之外，大家都耳聞過的健康知識之一，想必少不了「一天走一萬步」。一天能夠實際走上一萬步，而且能持之以恆的人，真的很令人敬佩。然而，「長時間一天走一萬步，卻不覺得成效顯著」的人，其實並不在少數。這是為什麼呢？

因為總是花費相同時間，走同樣路程的話，運動負荷完全一樣，所以就算走上一萬步，肌肉也不會增加。

如果沒有加快走路速度，或是變化路程提升負荷的話，根本無法達到運動目的，詳細的解說請容我後續說明。

而且用健走的方式走上一萬步，通常得花費二小時以上的時間。生活忙碌的人，要他們為了運動擠出「二小時」，實在很為難。

所以，與其走一萬步，倒不如視需求，搭配二十分鐘的跑步，或是十分鐘的肌肉訓練，我敢說這樣肯定效率更佳。

皮下脂肪型肥胖

增加肌肉才是消除脂肪的最快捷徑

【會出現哪些症狀？】

下半身會囤積皮下脂肪，常見於女性身上。

【該做哪些運動？】

先做肌肉訓練增加肌肉量，再做有氧運動燃燒脂肪。

「肥胖」二字說來簡單，但其實應視脂肪囤積的部位，區分成不同類型的肥胖。

其中，女性之中最常見的，就是「**皮下脂肪型肥胖**」。皮下脂肪主要囤積在下半身，大多會呈現「**洋梨型身材**」。

反觀男性常見的，則是「**內臟脂肪型肥胖**」。「內臟脂肪」會附著在內臟周圍，因此腹部會長出一圈肉，變成「**蘋果型身材**」。

其實皮下脂肪與內臟脂肪相較之下，內臟脂肪比較容易消除。不論是皮下脂肪或內臟脂肪，都是身體為了以防萬一，儲存備用的能量來源；但在運動時，容易早一步使用掉的脂肪為內臟脂肪，所以就結論而言，皮下脂肪晚一步才會消耗掉。

男性只要檢討飲食習慣，投入運動之後，花費二至三個月的時間就能使長出一圈肉的腹部變緊實；但是女性想要消除皮下脂肪，卻需要更長的時間，耐心做運動才行。

在肌肉量少的狀態下做有氧運動也難以看出成效

消除皮下脂肪型肥胖時，最大的瓶頸在於許多女性的肌肉量都很少。尤其長期缺乏運動的人，誠如前文所述，一開始最好先做肌肉訓練，從確實增加肌肉量的部分開始做起。

我身為一名體能訓練師，當我在指導學員減重做運動時，一開始訓練的設計方向都是以下半身肌力訓練為主；有氧運動的部分，只會當作熱身運動，做五至十五分鐘左右而已。

為什麼要針對下半身？這是**因為臀部及大腿等處擁有大塊肌肉**。**藉由肌肉訓練活動大塊肌肉之後，即可有效率地增加肌肉量**。

接下來，會持續做以肌肉訓練為主的運動，等到肌肉完全長出來之後，後續也會將有氧運動融入訓練當中。肌力不足的人，若想要確實增加肌肉量，有時需要花費半年以上的時間。

另外提醒，當大家開始在做有氧運動時，必須要留意運動的強度。如果是用「散步的心情」輕鬆健走的話，強度會過低，燃燒脂肪的效果也會美中不足。所以請用力揮動手臂，加大步閥，用「運動的心情去健走」，讓自己運動到會氣喘噓噓為止。

接著再補充說明一點，如果是為了減重而開始運動的人，假使「在頭一個月減重超過三公斤」，體重急速下降的話，依照我們體能訓練師的角度來看，就算「減肥失敗」了。

因為**體重急速減輕**，**很有可能減去的不只是體脂肪**，**連肌肉量也下滑**了。就算很想瘦下來，但如果連肌肉量也減少的話，可就本末倒置了。

即便目的是為了減重，也不能一味追求體重的數字，建議大家要觀察藉由「體組成計」等器材測量出來的**體脂率**。如果體脂肪沒有多少增減，但是體重卻大幅下滑的話，就代表肌肉量減少了。

此外，尤其是特別肥胖的人，若突然開始慢跑的話，有時會造成膝蓋疼痛。因為體重重再加上肌力不足，會對膝蓋造成極大衝擊。因此這類型的人，在初期二至三個月的時候，更應該聚焦在飲食控制，並採用肌肉訓練為主，等到體重減輕到某種程度，培養出肌力之後，再正式投入有氧運動。

另外，如果想要加強消除脂肪的效果，根據研究指出，在一天當中應**先做肌肉訓練再做有氧運動**，依照這種順序做運動的話，可使脂肪極有效率地燃燒掉。因為做完肌肉訓練之後，有助於促進分解脂肪的腎上腺素及生長賀爾蒙分泌出來，所以接著再做有氧運動的話，才會更有效果。[2]

接下來，我將會為大家具體解說皮下脂肪型肥胖對症運動該怎麼做。

馬上就來為大家介紹，以下半身為主的肌肉訓練，以及會使用到「**階梯踏板**」的有氧運動。

下半身的肌肉訓練，除了會鍛鍊到臀部以及大腿這方面的大塊肌肉之外，還會鍛鍊到大腿內側的部分。多數女性的大腿內側肌肉都很沒力，據說鍛鍊這個部位之後，還能獲得姿勢改善等等的好處。

階梯踏板運動，就是所謂的「階梯有氧運動」。這項運動能在家中進行，因此不會受到天候影響。家裡沒有階梯踏板的人，也能利用樓梯這些地方的高低落差來做。

---

2 Med Sci Sports Exerc. 2007;39(2):308-15.

皮下脂肪型肥胖對症運動　下半身肌肉訓練

① 抬臀（雙腳）　臀部（屁股）

強度稍低

附影片解說
參閱 p.19

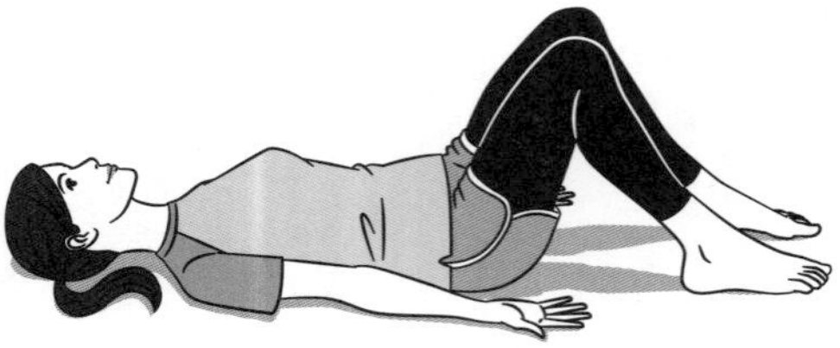

1

仰躺下來雙膝立起。慢慢數 4 下的同時，運用大腿後側及臀部肌肉，將臀部往上抬高。

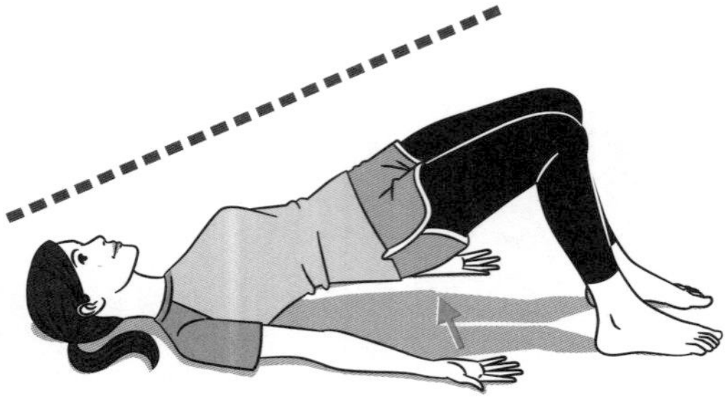

2

抬高至身體呈一直線後，再數 4 下同時慢慢將臀部放下。以 20 次×2 組為目標。

皮下脂肪型肥胖對症運動　下半身肌肉訓練

② 抬臀（單腳）　臀部（屁股）　強度稍高

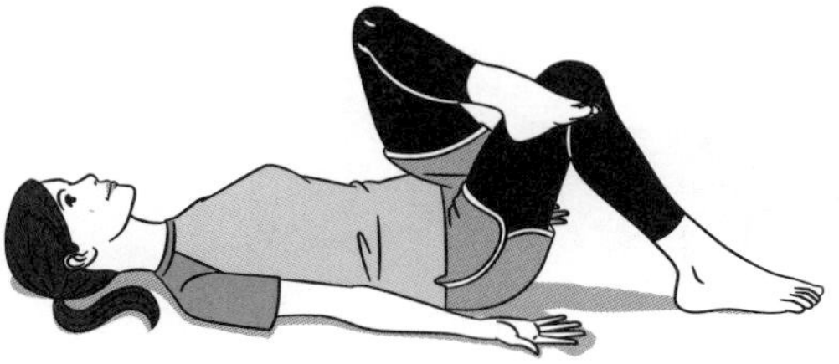

1

仰躺下來雙膝立起，單腳靠在另一隻腳的膝蓋上。慢慢數 4 下的同時，運用大腿後側及臀部肌肉，將臀部往上抬高。

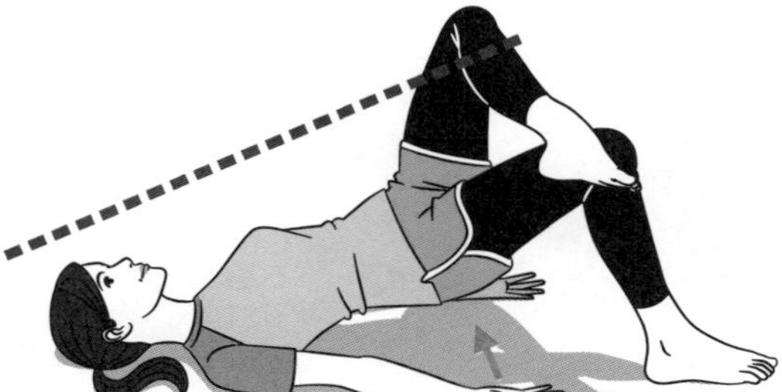

2

抬高至身體呈一直線後，再數 4 下同時慢慢將臀部放下。以 20 次 ×2 組為目標。左右腳換邊也以相同方式進行。

皮下脂肪型肥胖對症運動　下半身肌肉訓練

③ 內收　大腿內側　強度稍低

1

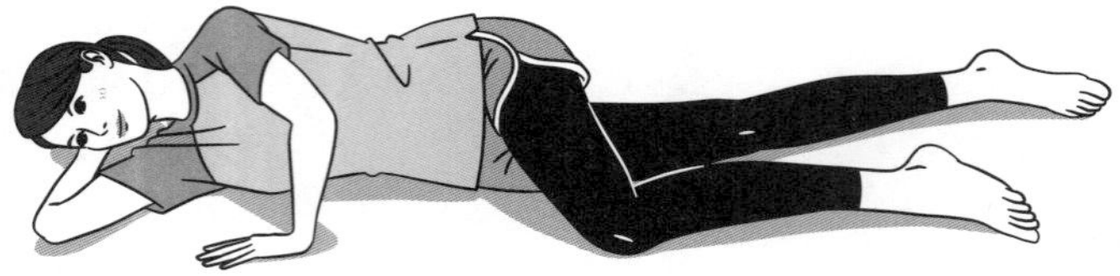

側躺下來，位於上方的腳往前伸出去。位於上方的手撐地保持平衡。大腿內側的肌肉用力，位於下方的腳慢慢數 4 下的同時往上抬高。

2

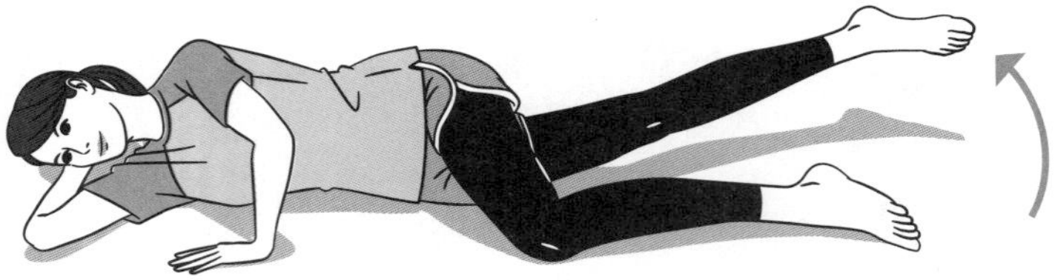

位於下方的腳抬高至極限後，再數 4 下同時慢慢放下。以 20 次 ×2 組為目標。左右腳換邊也以相同方式進行。

皮下脂肪型肥胖對症運動　下半身肌肉訓練

④ 扶桌深蹲　整個大腿　強度稍低

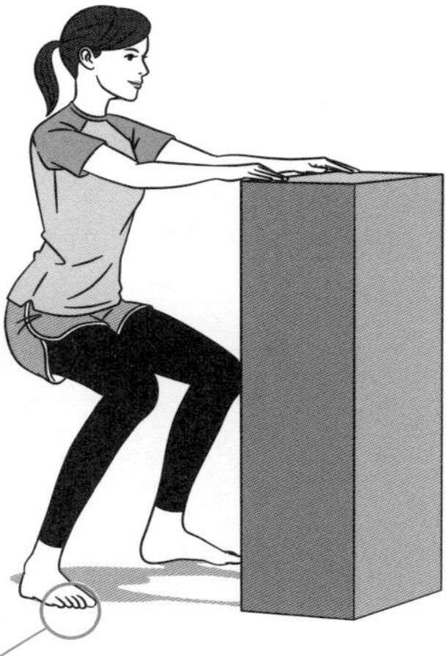

腳尖朝外

1

手放在工作檯面或書桌等處，雙腳左右打開一大步。胸部打開後背部挺直，如同要坐在椅子上一樣，使腰部往下移動。

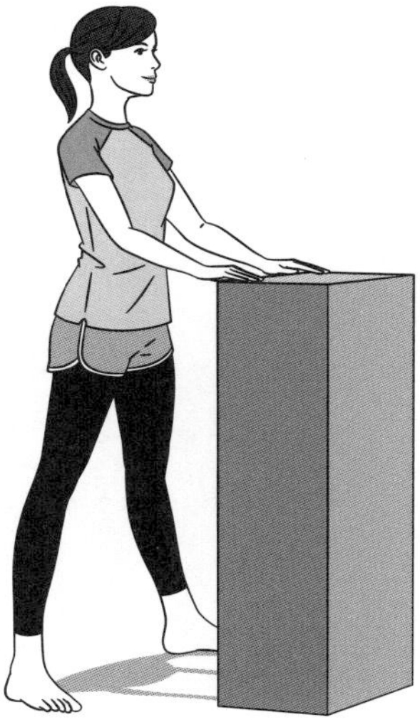

2

維持背部挺直的姿勢，一邊數1、2、3、4，花4秒鐘將膝蓋打直。站直後，再花相同時間回到動作1的姿勢。以20次×2組為目標。

皮下脂肪型肥胖對症運動　下半身肌肉訓練

⑤ 扶椅單腳深蹲　**整個大腿**　強度稍高

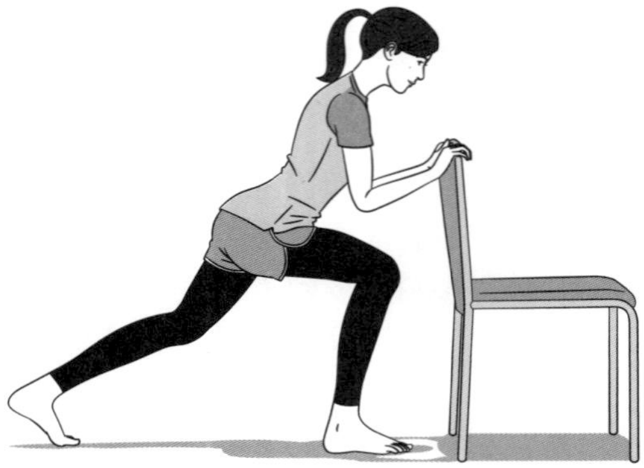

1

站在椅子後方，雙手放在椅背上。單腳往後跨一大步，呈現前傾姿勢。使體重落在前腳。

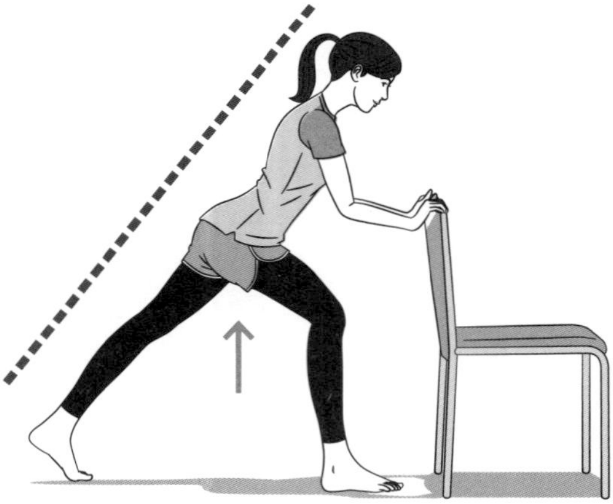

2

維持體重落在前腳的姿勢，花 4 秒鐘將膝蓋打直後使腰部抬高。接下來，再花 4 秒鐘回到動作 1 的姿勢。以 20 次 ×2 組為目標。左右腳換邊也以相同方式進行。

皮下脂肪型肥胖對症運動　階梯踏板運動

① 基礎踏板運動　有氧運動　強度稍低

附影片
解說
參閱 p.19

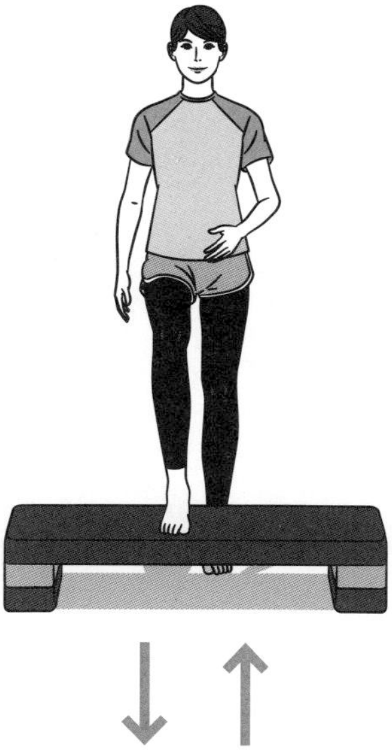

1

在階梯踏板前站好，單腳踏在階梯踏板上。

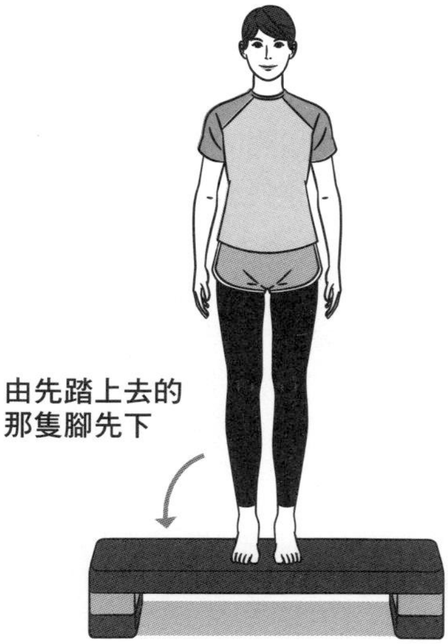

2

另一隻腳也踏在階梯踏板上。下來地板時，由先踏上階梯踏板的那隻腳先下。花 1 秒鐘踏上階梯踏板，再花 1 秒鐘下來地板。每 30 秒鐘換另一隻腳先踏上去，以持續做 15 分鐘為目標。

皮下脂肪型肥胖對症運動　階梯踏板運動

② 基礎踏板運動＆抬膝　有氧運動　強度稍高

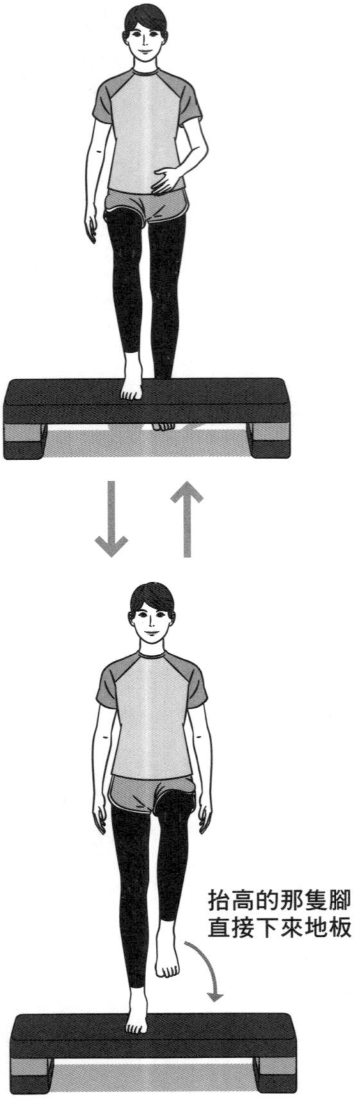

1

在階梯踏板前站好。單腳踏在階梯踏板上。

2

另一隻腳往胸部的方向抬高。抬高的那隻腳直接回到地板上，離開階梯踏板。花 1 秒鐘抬膝，再花 1 秒鐘下來地板。每次變換先踏上階梯踏板的那隻腳，以持續做 15 分鐘為目標。

皮下脂肪型肥胖對症運動　階梯踏板運動

③ 跨板　有氧運動　強度稍高

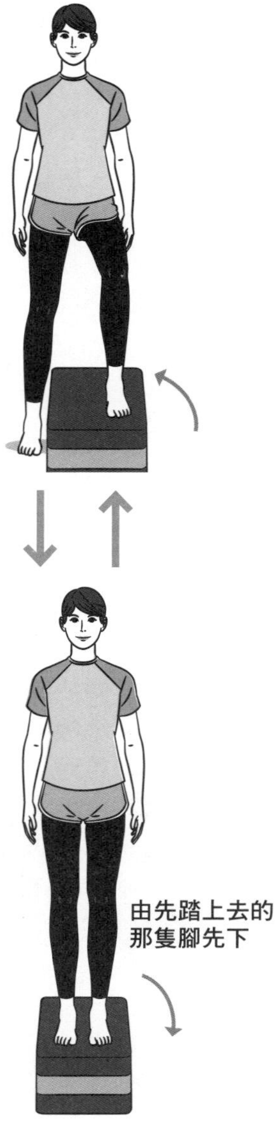

1

橫跨階梯踏板後站好，單腳踏在階梯踏板上。

2

另一隻腳也踏在階梯踏板上。下來地板時，由先踏上階梯踏板的那隻腳先下。花 1 秒鐘踏上階梯踏板，再花 1 秒鐘下來地板。每 30 秒鐘變換先踏上階梯踏板的那隻腳，以持續做 15 分鐘為目標。

皮下脂肪型肥胖對症運動　階梯踏板運動

④ 跨板＆抬膝　有氧運動　強度稍高

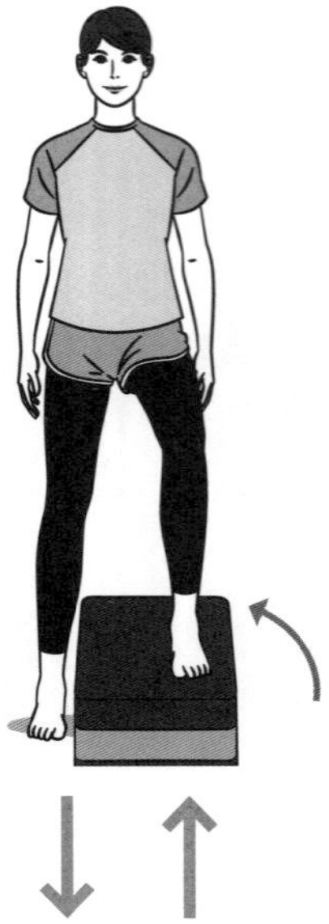

1

橫跨階梯踏板後站好。單腳踏在階梯踏板上。

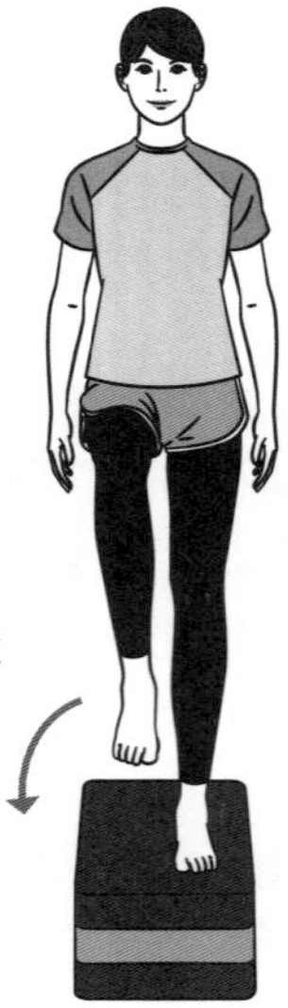

2

另一隻腳往胸部的方向抬高。抬高的那隻腳直接回到地板上，離開階梯踏板。花 1 秒鐘踏上階梯踏板，再花 1 秒鐘下來地板。每次變換先踏上階梯踏板的那隻腳，以持續做 15 分鐘為目標。

瘦子更要增加肌肉維持健康！

前文提過，想要擺脫肥胖，肌肉訓練與有氧運動二者皆很重要。事實上對許多女性而言，會讓她們驚覺「必須運動」的契機，應該就是減肥。

希望身材變得更好看，覺得胖胖的很丟臉，這些都是很多女性的共同心聲，因此才會有愈來愈多人，以為「運動＝減肥」。

結果現在反倒出現一個問題，就是身材纖瘦的女性以為「**自己不胖所以不需要做運動**」。

東方女性與歐美女性相較之下，瘦子確實比較多。這大概是因為體質不容易發胖，而且不容易長肌肉的女性比例較高的關係。

這些身材纖瘦的女性，認為「自己不需要做運動也無妨」，長時間缺乏運動之下，上了年紀之後會發生什麼情形呢？

就像前面提到的，根據研究指出，人類的肌肉量在三十幾歲之後，每年大約會減少一％左右。

若是沒有養成運動習慣，將使得原本就已經夠少的肌肉量，持續不斷地減少，很有可能會演變成**運動障礙症候群**（Locomotive Syndrome）。若是這樣可能連站立或行走等基本動作，都會出現障礙，那麼未來臥床不起的機率也勢必將大幅增加。

明明不胖卻總是覺得自己很胖

依照我們體能訓練師的角度來看，有些女性明明一點也不胖，卻總是覺得「自己很胖」。這類型的人，多數不管旁人再怎麼跟她說：「妳根本不胖」，她們還是很難聽得進去。

而且，有些人並不會想靠運動健康瘦身，而是採取極端的節食，或是不合理的減肥方式。結果，除了減去脂肪之外，甚至連肌肉都減少了（**這點將於之後再詳細解說**），如此一來，將會加速演變成運動障礙症候群。

再說，極端節食進行不合理的減肥之後，骨頭會變疏鬆，骨折的風險會升高，恐有罹患「**骨質疏鬆症**」之虞。

一說到骨質疏鬆症，可能大家會覺得這是高齡者才會罹患的疾病，其實年輕人也需要小心留意。經懷孕、生產、哺乳之後，女性的骨質密度往往會下降，有些人甚至還會因此容易骨折。

想要預防骨質疏鬆症，應藉由飲食充分攝取可生成骨骼的鈣質及維生素等營養素，同時切記還得做些能帶給骨骼衝擊性的運動。

關於哪些運動能夠解決骨質疏鬆症的問題，將於後續再行詳細解說。

養成肌肉的「三大原則」

不胖的女性，更需要做肌肉訓練好好培養肌肉。然而，愈是這類型的女性，體質上愈難長出肌肉來。

女性的肌肉量，本來就不像男性那麼容易增加，這是因為在肌纖維變粗的過程中，男性賀爾蒙會發揮極大影響力。所以說，男性賀爾蒙量較少的女性，即便做了肌肉訓練，還是很難長出肌肉。

具備這種體質的女性，想要藉由運動增加肌肉量時，建議大家最好在事前深入了解一下肌肉生長的機制。

接下來為大家介紹的三大原則，雖然偏向專業知識，但是想要練出肌肉的人一定都要知道。

1. 過負荷的原則。

2. 漸進性的原則。

3. 持續性的原則。

第一項「**過負荷的原則**」，意指必須給予肌肉超出日常生活的負荷，這樣肌肉才會成長。

舉例來說，一名上班族每天提著裝有電腦，重達三公斤的包包來來去去，如果他用五〇〇公克的啞鈴鍛鍊手臂，將依舊無法將肌肉練壯。

所以說，就算多走一個車站的距離，假使只用和平時一樣的速度步行的話，也還是無法長出肌肉來。

人類的身體，在進行相同動作時，會選擇以更有效率的方式完成動作，盡可能避免消耗能量。所以若運動的負荷如同平常生活所負荷的一樣，甚至是更低，如此一來肌肉當然不會長得更大。縱使持續進行有氧運動，但運動強度一直沒有加重的話，最終還是看不出成效。

總是搭乘手扶梯或升降梯的人，只要開始改爬樓梯上上下下，相信沒多久就能練出肌肉，心肺功能也會提升。但是過了一陣子之後，爬樓梯變成天天在做的事，負荷就會變得不足，所以肌肉也就不會再長出來了。

其次，所謂的「**漸進性的原則**」，意思是說必須逐漸增加負荷，肌肉才會增長。培養出肌力之後，若以一開始的訓練強度及負荷做運動，會開始覺得很輕鬆。這證明體力及肌力都有所提升了，但是想要獲得更好的訓練成效，就必須將強度拉高。

不過有一點要請大家留意，突然過度拉高強度的話，受傷的風險將會升高。話雖如此，強度提升的幅度太小時，又無法滿足漸進性的原則。

「**持續性的原則**」顧名思義，就是必須持續做運動才能看出成效。運動並不是只做一次的「活動」，切記要養成習慣。所以做些「自己能樂在其中」的運動，也是很重要的事。

當妳覺得不快樂，相信也很難持續下去。所以只要運動強度適當的話，不管是騎自行車或是跳舞都行，請找出自己覺得有趣的運動來做。

另外還要提醒大家，「一開始千萬別過於逞強」。剛開始做運動的時候，會一頭熱地做運動做太久，也可能會受傷。逞強的結果，要是無法持之以恆的話，可就本末倒置了。

一開始寧可抱著「三分鐘熱度」的心態，這樣反而容易堅持下去。例如做三天休息一天，抱持這樣的心態，逐漸養成運動的習慣。

畢竟大家都不是專業的運動員，所以沒必要因為「今天要忙工作沒辦法運動」等因素而感到自責。

避免過於神經質，才是能持之以恆做運動的祕訣。

運動障礙症候群

肌肉量太少，小心未來臥病不起！

【會出現哪些症狀？】

下半身衰退，無法獨力生活。

【該做哪些運動？】

鍛鍊下半身的肌力、瞬間爆發力及平衡感。

運動障礙症候群（Locomotive Syndrome），是指關節、骨骼及肌肉等「運動器官」衰退，難以獨力生活的狀態。

肌力一旦變差，動作就會變慢。因為這個緣故導致跌倒或骨折而住院的高齡者，並不在少數。臥床度日的時間一久，恐將陷入肌力更加衰退的惡性循環當中。

有運動障礙症候群的人，包含運動障礙症候群的預備軍，推估全日本高達四千七百萬人，說實話，這是你我都可能面臨的問題。[3]

為什麼很多人會成為運動障礙症候群的預備軍呢？除了習慣做運動的人不多之外，還有因為在日常生活中，我們活動身體的機會一直不斷地減少。

現在這個社會，大眾交通工具發達，而且在建築物內搭乘手扶梯或升降梯上下變成很正常的事情；上網下單後，商品馬上就會送到家，所以連外出購物的機會也變少了。

一想到今後這個世界將變得愈發便利，假使不想辦法因應的話，肌力肯定只會變得更差。

妳能用單腳站立離開椅子嗎？

如果妳想知道自己罹患運動障礙症候群的危險性有多高，可透過「保持平穩單腳站立離開四十公分高的椅子」測驗來加以確認。

請將手臂於胸前交叉，單腳伸直後離開地面，不靠反作用力，單用另一雙腳站起來看看。**完全站起來之後，請維持三秒鐘不能搖晃**。

如果妳站不起來，或是站起來後馬上左右搖晃，還有離地的那隻腳碰到地面的話，代表未來妳有可能是運動障礙症候群的預備軍。

或許大家會覺得這項測驗很簡單，但是實際做過之後，會發現其實是有難度的。

即便是二十歲的女性，當肌力不足時，說不定根本沒辦法用單腳從椅子上起身。發生這種狀況的人，請妳更要好好參考後續內容所介紹的運動障礙症候群對症運動。

可是，只有練出肌肉並無法解決運動障礙症候群的問題，還必須藉由訓練，鍛鍊出使用這些肌肉活動身體時必備的各種能力才行。

想要解決運動障礙症候群的問題，鍛鍊下半身當然是很重要的一件事。下半身可說是身體的基石，讓下半身確實長出肌肉，才能穩定地進行站立或行走等基本動作。

除此之外，還需要做運動提升讓身體在瞬間出力的「瞬間爆發力」，以及培養運用反作用力活動身體，還有下樓梯時能穩健踏地的力量，甚至得做訓練讓單腳站立時的平衡感更加提升。

擔心罹患運動障礙症候群的人，請參考接著介紹的一連串訓練，養成預防運動障礙症候群必要的綜合能力。

運動障礙症候群對症運動

① 超慢椅子深蹲　整個大腿　強度稍低

附影片解說
參閱 p.19

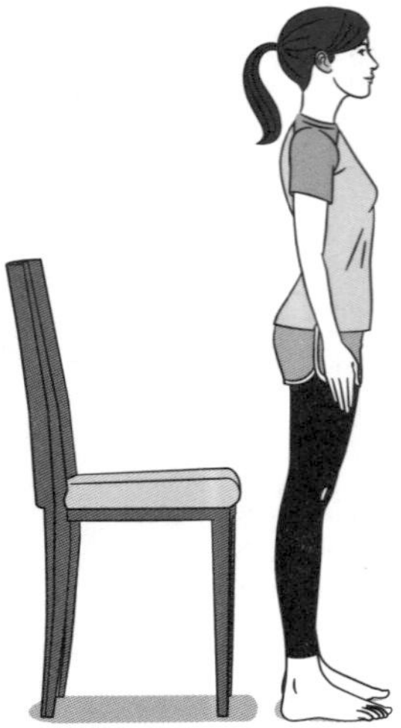

1

雙腳左右打開一大步，站在椅子前方。慢慢數 8 下，同時使腰部往下移動。

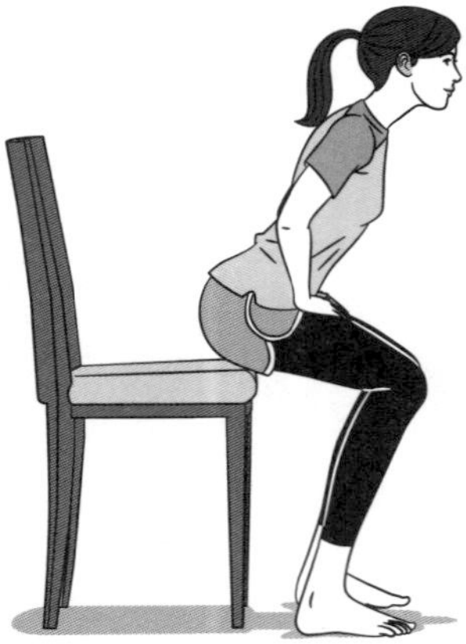

2

往下移動直到臀部快要碰到椅墊時，再數 8 下同時站起來。膝蓋不能超出趾尖。以 20 次 ×2 組為目標。

運動障礙症候群對症運動

② 反作用力椅子深蹲 訓練瞬間爆發力 強度稍低

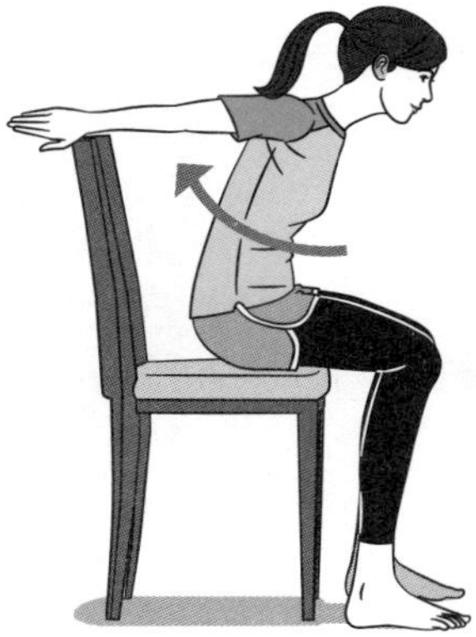

1

淺坐在椅子上，雙腳左右打開一大步。身體稍微前傾，雙臂往後揮動藉此製造反作用力。

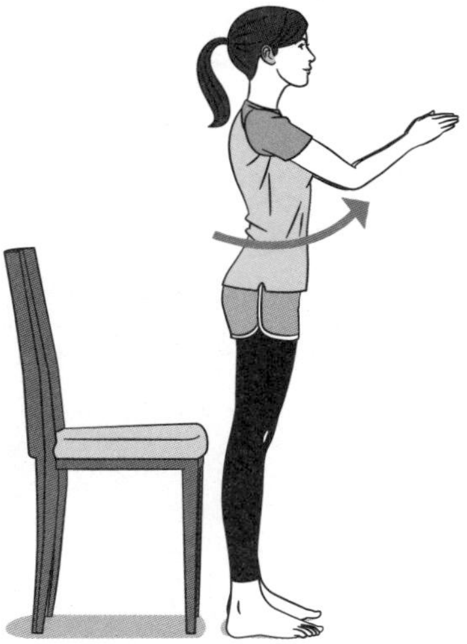

2

利用手臂由後往前揮動的力量，瞬間離開椅子站起來。以 20 次 ×2 組為目標。

運動障礙症候群對症運動

③ 超慢分腿蹲 整個大腿 強度稍高

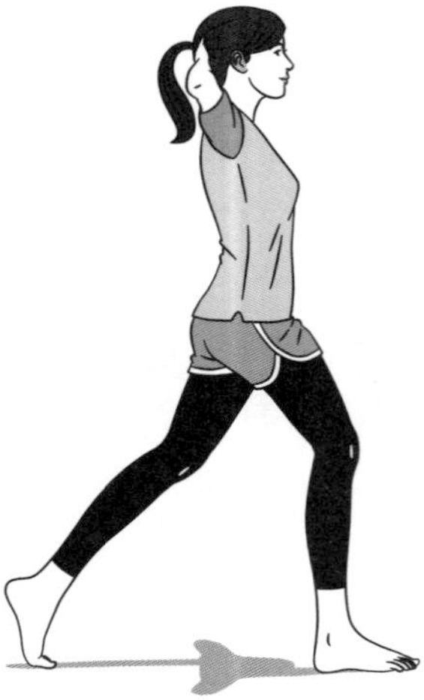

1

雙腳前後打開一大步，雙手於後腦勺合十。維持胸部打開的狀態，慢慢數 8 下，同時使腰部往下移動。

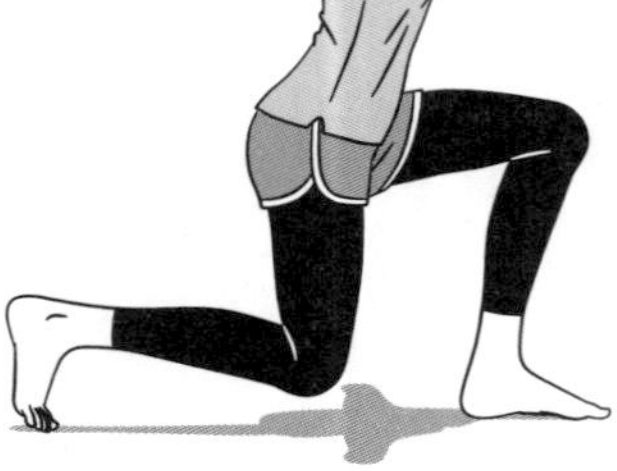

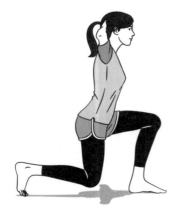

2

腰部往下移動，直到前腳大腿與地面呈平行為止。再數 8 下，同時使腰部往上移動。以 20 次 ×2 組為目標。左右腳換邊也以相同方式進行。

運動障礙症候群對症運動

④ 反作用力前弓箭步＆後弓箭步

整個大腿／訓練瞬間爆發力　強度稍高

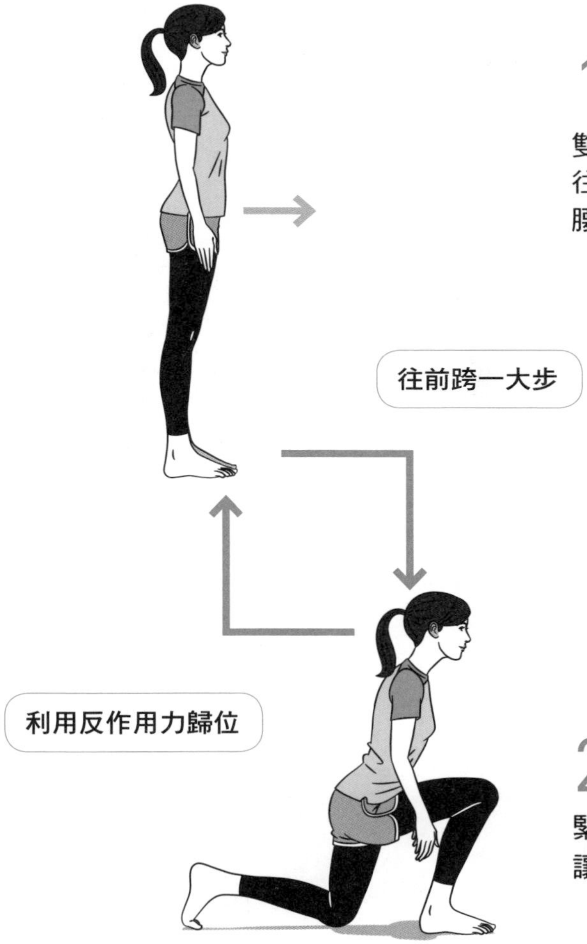

1

雙手下垂立正站好。腳往前跨出一大步後，使腰部往下移動。

2

緊接著利用反作用力，讓腳歸位後立正站好。

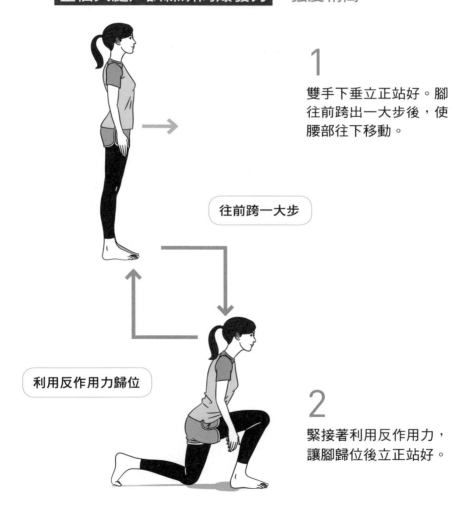

運動障礙症候群對症運動

④ 反作用力前弓箭步＆後弓箭步

整個大腿／訓練瞬間爆發力　強度稍高

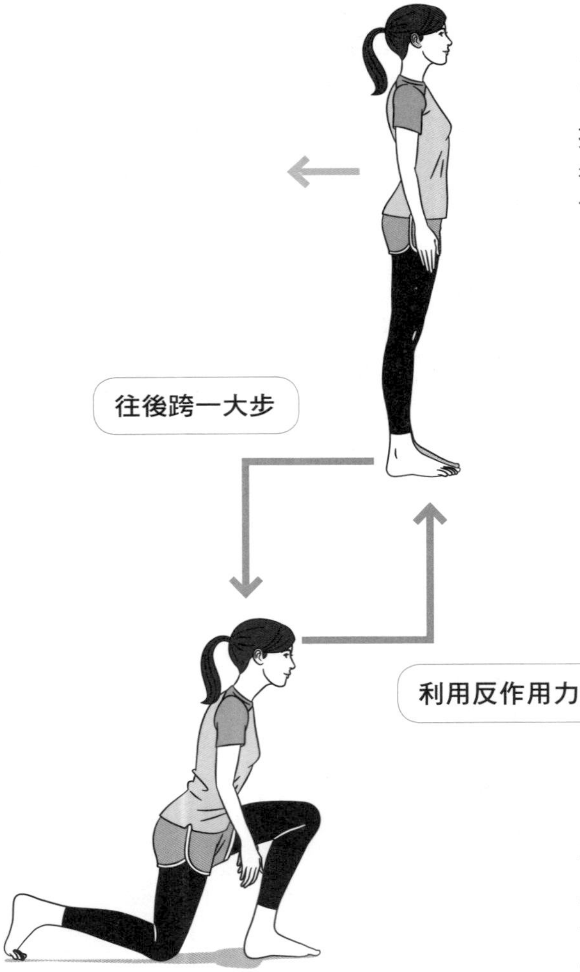

3

接著將剛才同一隻腳往後跨一大步，使腰部往下移動。

4

再次利用反作用力回到原本的位置。一面換腳一面用快動作進行這幾個動作，以 20 次 ×2 組為目標。

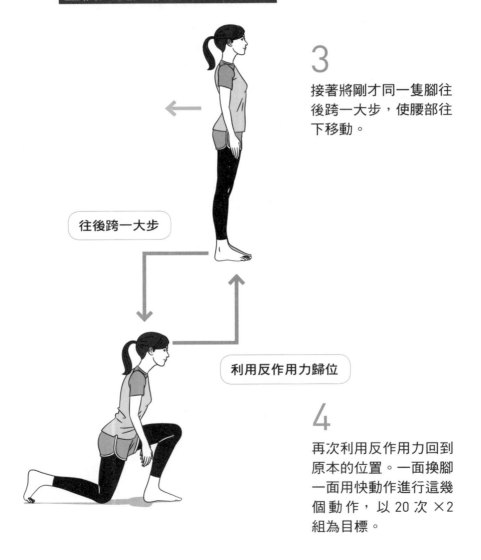

運動障礙症候群對症運動

⑤ 平衡感訓練 訓練大腦 強度稍低

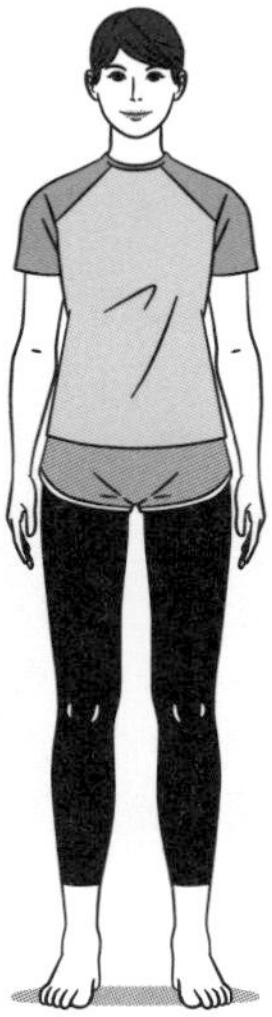

1

立正站好。單腳抬高後，以單腳站立。

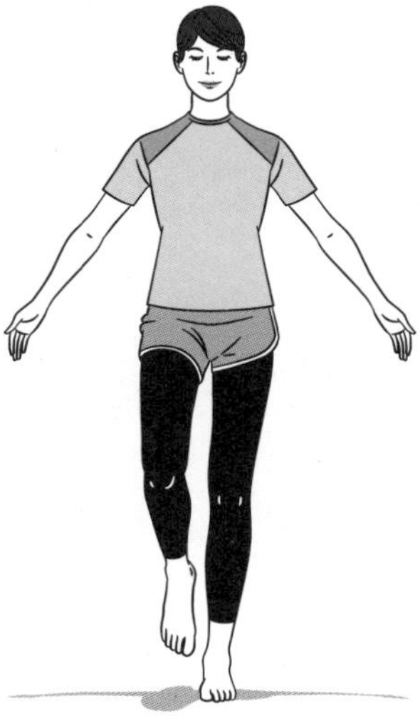

2

雙手稍微打開，取得平衡。綽有餘裕的人將眼睛閉上。以 30 秒 ×2 組為目標。左右腳換邊也以相同方式進行。

骨質疏鬆症

偏激的瘦身法將為身體留下病根！

【會出現哪些症狀？】

骨質密度下降容易骨折。

【該做哪些運動？】

帶給骨骼衝擊性的運動。

和肌肉量一樣會隨著年紀增長而減少的，就是「**骨量**」。尤其女性在面臨停經之後，從年過五十至五十五歲左右開始，骨量將顯著減少。

一旦骨量減少，骨質密度下降之後，如同前述，罹患「骨質疏鬆症」的機率大增，不僅容易**因為跌倒而骨折**，**還可能開始駝背**。

骨骼和肌肉一樣，藉由運動等方式適度給予刺激之後，骨質密度就會上升，變得愈來愈強健。

因此，想要預防骨質疏鬆症，做些能夠帶給骨骼衝擊性，類似輕度跳躍這類的運動最有效果。

大家必須留意一點，有些人年紀輕輕也會罹患骨質疏鬆症。**比方說在十幾歲時胡亂減肥，導致骨質密度不理想的人，有些就會在懷孕、生產之際，演變成骨質疏鬆症。**

因為懷孕期間鈣質會從母體經由胎盤供給胎兒，此外在哺乳期間也會藉由母乳提供鈣質給孩子。這段期間，母體很容易出現缺乏鈣質的情形。也就是說，原本骨質密度就不理想的女性，因為懷孕、生產、哺乳等因素，導致骨質密度變得更差，最後就會演變成骨質疏鬆症，甚至於還曾出現在哺乳期間脊椎骨折，被緊急送醫的真實案例。

過去曾經過度減肥的人、長時間不運動的人，不管是二十歲或是三十幾歲，很有可能骨質密度都不高。有此疑慮的人，請找時間上骨科等醫療院所，測量看看妳的骨質密度。

除了從年輕時，就該藉由飲食充分攝取能形成骨骼的鈣質、維生素D及維生素K等營養素之外，更重要的是，應多做運動刺激骨骼。

另外，已經有骨質疏鬆症的人，應設法預防骨折為首要之務。當妳被醫生診斷為骨質疏鬆症，且經指示需要用藥的人，請依照醫生的醫囑服藥，此外也要開始善用飲食及運動輔助治療。

接下來所介紹的骨質疏鬆症對症運動，會加入輕度跳躍動作，以提供骨骼衝擊性。

話雖如此，若是年紀較大的人，做完跳躍動作後，可能會造成膝蓋等處關節疼痛。因此我在作法方面下了點工夫，設計出希望能減少關節負擔的訓練安排。

只不過，若是已經罹患骨質疏鬆症的人，我還是會建議經醫師判斷後，再來進行這些運動。

骨質疏鬆症對症運動

① 下蹲健走

附影片
解說
參閱 p.19

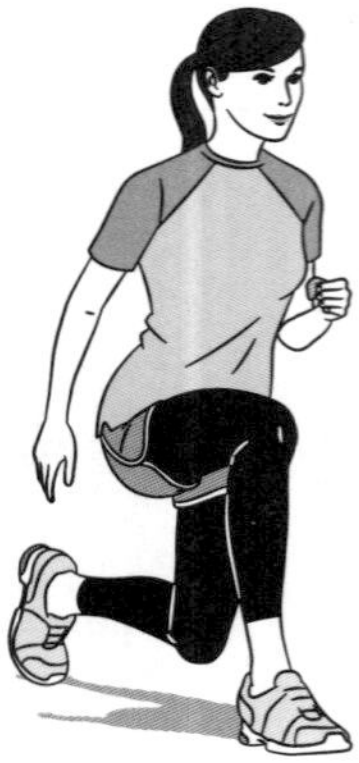

1

單腳往前跨一大步，使腰部往下移動後再往前走，進行健走運動。

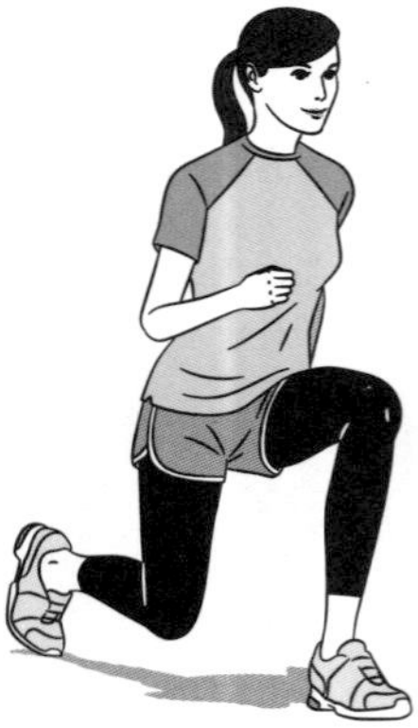

2

給予骨骼充分的衝擊性。平時有在健走的人，可在途中像這樣使腰部往下移動再往前走。

骨質疏鬆症對症運動

② 反向開合跳

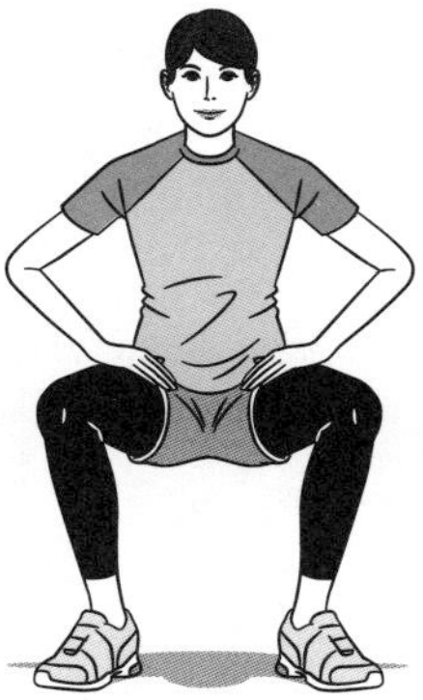

1

雙腳左右打開一大步，腳尖朝外，使腰部往下移動。

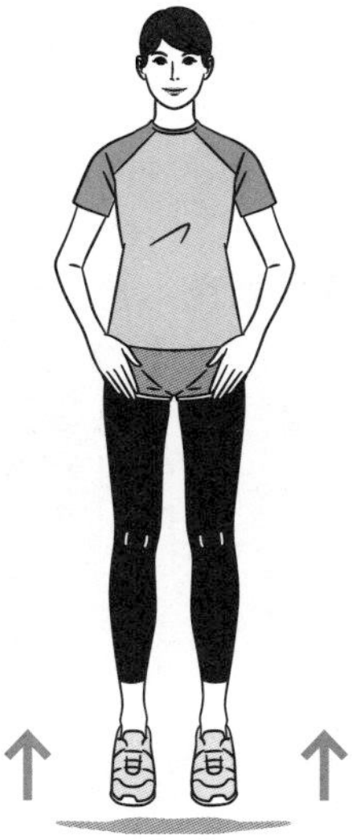

2

由這個姿勢做跳躍動作，再將雙腳合起來。膝蓋彎曲後著地，站直後再將雙腳左右打開，然後使腰部往下移動，回到動作 1 的姿勢。以 20 次 ×2 組為目標。

骨質疏鬆症對症運動

③ 反向分腿跳

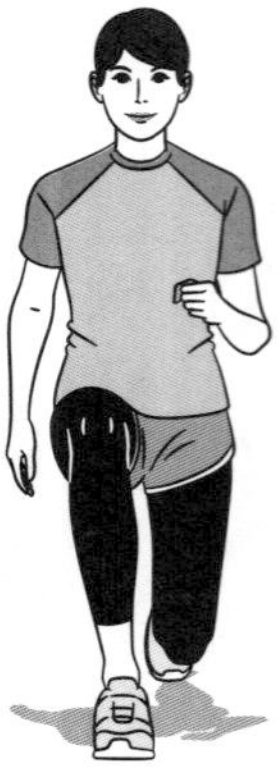

1

雙腳前後打開一大步，使腰部往下移動。

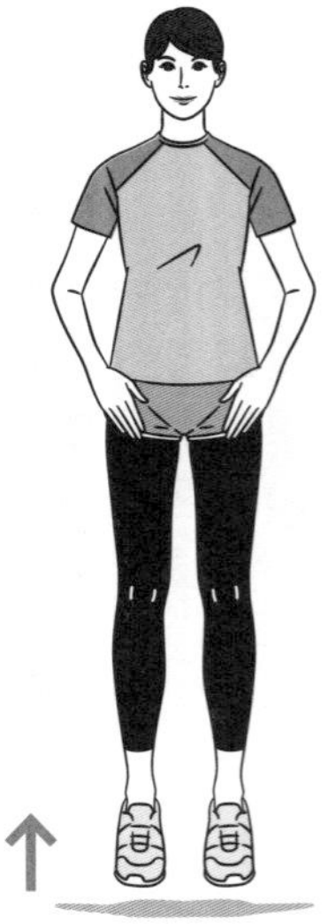

2

由這個姿勢做跳躍動作，再將雙腳合起來。膝蓋彎曲後著地，站直後再將雙腳前後打開，然後使腰部往下移動，回到動作 1 的姿勢。以 20 次 ×2 組為目標。

「粗食」與「斷食」對健康有害無益？

相信有些人為了減肥會嘗試節食，還有以蔬菜為主的「**粗食**」，或是少吃某幾餐進行「**斷食**（fasting）」。

胡亂採行極端粗食或斷食後，會導致營養不良，引發各種身體問題，所以必須小心謹慎。

當然，一天的攝取熱量過多，導致體重增加，健康方面出現問題的人，最好應控制熱量的攝取。

但是這種作法有一大前提，必須經由醫師指示，在營養師協助下才能獲得正確的營養指導。

否則**用自創方式展開限制熱量的減肥法，經常會發生營養失衡的情形**。

粗食未必有益健康

相信很多人以為，同時考量到減少攝取進體內的熱量，以蔬菜為主的「粗食」對身體很好。的確，蔬菜富含維生素、礦物質及食物纖維等營養素，所以乍看之下感覺很健康。

但是長期攝取這類的粗食飲食之後，身體會出現哪些變化呢？

人類為了生存，一天最少需要一千八百至二千大卡的熱量。若不靠吃東西從外部供給熱量，身體就會利用體內的組織來補充。

雖然缺少的熱量，只要燃燒囤積在體內的脂肪即可，可惜現實並不會如此順心如意。人體存在一種名為「**糖質新生**」的機制，會分解蛋白質製造出糖，這在營養學裡稱作「體蛋白分解」。

糖質新生時，將會從消耗大量能量的「肌肉」開始分解。這麼做是為了使維持生命必需的大腦及內臟持續運作，所以才會分解肌肉。

另外，如要活動肌肉還需要鈣質等礦物質。一旦無法從飲食攝取到鈣質，接下來將會分解骨骼以彌補所需。

也就是說，長時間採行粗食的話，恐怕肌肉量及骨量都會下降。

單靠維生素、礦物質、食物纖維根本不夠營養

追根究底，為了身體健康，還是必須均衡攝取「**五大營養素**」。所謂的五大營養素，就是「**蛋白質**」、「**碳水化合物**」、「**脂質**」、「**維生素**」、「**礦物質**」。

蛋白質能組成人體大部分的細胞，每一公克的熱量有四大卡。

碳水化合物由**醣類**與**食物纖維**結合而成，屬於身體活動的重要能量源，所含熱量與蛋白質一樣。

脂質則是用來製造賀爾蒙、細胞膜及核膜，每一公克的熱量有九大卡，

五大營養素

蛋白質	組成人體大部分的細胞，包含肌肉、內臟、血液、骨骼、皮膚、毛髮等等。由飲食中攝取到的蛋白質，會在體內分解成胺基酸。	**4** kcal / 1g
碳水化合物	由醣類與食物纖維結合而成。醣類是身體用來活動的重要能量源。食物纖維無法經消化酵素分解，不會被人體吸收。	**4** kcal / 1g
脂質	用來製造賀爾蒙、細胞膜及核膜。內含無法在體內生成的必需胺基酸，也能幫助脂溶性維生素（A、D、E、K 等維生素）的吸收。	**9** kcal / 1g
維生素	維持身體機能必需的營養素，想要發揮蛋白質、醣類、脂質這三大營養素的力量時，同樣不可或缺。分成水溶性維生素和脂溶性維生素。	不含熱量
礦物質	與維生素一樣，都是維持身體機能必需的營養素。只不過當攝取過量時會有礙健康，厚生勞働省也訂出了上限攝取量。	不含熱量

這三種也稱作**三大營養素**

也能成為效率極佳的能量源。

蛋白質、碳水化合物、脂質這三種營養素，也稱作「三大營養素」。

此外，維生素及礦物質能幫助其他三種營養素及器官在體內正常運作，但其本身並沒有可提供身體活動使用的能量。

大量攝取維生素

和礦物質之後，感覺身體會變得很健康。但實際上當能組成肌肉及內臟，還能成為熱量源的三大營養素不足，無論攝取再多的維生素及礦物質，還是無法使組成人體的細胞正常運作及成長。

另外，吃下蔬菜後，可能會讓人以為攝取到豐富的食物纖維，感到清爽沒負擔，可惜這與維生素及礦物質是一樣道理，**在缺乏三大營養素的狀態之下，單吃食物纖維還是看不出讓身體變健康的效果**。

當然以蔬食為主的素食主義者，很多人的飲食生活還是十分健康。因為就算是以蔬食為主的飲食，只要能充分食用大豆等，來自穀物的植物性蛋白質，均衡攝取五大營養素，而且也有吃進必需的熱量，依然能夠身體健康地度過每一天。

斷食很容易復胖

進行斷食的人請特別小心，因為斷食二至三天之後，體重會明顯下降幾公斤。使人覺得效果奇佳，想持續下去。

有些人或許會覺得這麼做可以有效達成減肥的目的，但是這時候大部分減去的並非脂肪，可能只是腸道內的糞便等老廢物質排出體外，或是經由食物攝取進體內的水分減少罷了。

而且在持續幾天的斷食之後，身體會呈現「飢餓狀態」，於是接下來脂肪會變得更容易囤積。也就是說，斷食之後，體質會變得容易復胖，所以一不小心，體重馬上又會回復原狀。

另外也有人主張，斷食能「磨練心志」。如果妳選擇「斷食」的原因是能在精神面得到這方面的啟發，我倒是不反對。

只不過，熱衷斷食而頻繁執行，體重反覆增減的話，也會對身體造成很大負擔，必須多加留意才行。

還得留意貧血的問題

過度減肥後瘦下來的人，有時候一做運動就會上氣不接下氣，這就表示有貧血的症狀。

體內運送氧氣的血紅素，屬於內含鐵質的蛋白質，一旦鐵質不足，血紅素便無法順利製造出來，進而引發貧血。由於氧氣無法充足地運送至全身上下，導致根本無法好好地做運動。

另外，在懷孕的時候，體內的鐵質會優先提供給胎兒，因此孕婦也相對容易引發貧血症狀。

再者，生理期間出血量多，有時也會有貧血現象。尤其是胡亂減肥時，就算是正常的出血量，也會容易演變成貧血。

懷疑自己有貧血的人，千萬不能勉強運動，應前往醫院接受醫生診察。在改善飲食，善用保健食品補充鐵質之後，貧血如有改善的話，身體就能夠開始運動了。

當然，不只是補充鐵質，切記還要持續地均衡攝取內含五大營養素的飲食。想要生成血紅素，除了鐵質之外，還需要蛋白質。

基本上，營養均衡的飲食是非常重要的一環，不要偏廢，再藉由運動，才能逐步改善身體不適。

只做瑜伽當運動，恐有風險？

過去大多數的女性一直都有肌力不足的傾向，有很多人表示，她們從來沒有想過自己需要重訓，或是做肌肉訓練。

但近年來，隨著運動的潮流興起，女性志在練出明顯六塊腹肌，或鍛鍊臀部肌肉想要提臀的人，也變得愈來愈多了。

在這方面，媒體的影響也不容小覷。出現在電視或雜誌上的女星及模特兒，經過肌肉訓練後打造出凹凸有緻的身材曲線，成為民眾爭相討論的話題，於是也想跟風的女性，紛紛加入了健身房。這種風氣我非常鼓勵。

過去「排斥做完肌肉訓練後變成金鋼芭比」，因此敬而遠之的女性非常多，不過現在這樣的觀念已經有了非常大的轉變。「肌肉健美的女性才好看」，這般觀念儼然逐漸成型。

過去在健身房裡頭，一般傾向於男性做肌肉訓練，女性做以減肥為目的的有氧運動，不過最近已經不一樣了。女性也會積極使用健身器材及啞鈴做訓練，藉此鍛鍊肌肉。

不過我也觀察到一點，在健身房裡的女性當中，有些因為負荷過低似乎練不出肌肉來，還有人用了不合理的姿勢抬高啞鈴導致腰部疼痛。

我會建議這些人，為了有效訓練身體，應該找機會向健身房裡的教練等專家好好諮詢一下。

瑜珈對「肌肉」刺激較少

健身房裡其他受歡迎的課程，一定少不了瑜珈。

每次我問大家：「妳有在定期做什麼運動嗎？」沒想到回答「我有在做瑜珈」的女性，還真是不少。

的確，做完瑜珈後，或許會給人一種「已經做過運動」的感覺。

只不過，若是為了身體健康才開始做運動的人，我認為單靠瑜珈恐怕強度還是不足。

做瑜珈時，必須一面注意呼吸，一面運用各種姿勢伸展全身肌肉。瑜珈本身可以提高柔軟度，使注意力移轉至內在的部分，算是種十分優異的運動，而且在某種程度上，還能促進血液循環。

但是若要以瑜珈來代替肌肉訓練或有氧運動，那就另當別論了。

就如同前文說明過的一樣，想要消除肥胖，預防將來罹患運動障礙症候群及骨質疏鬆症，從事能練出肌肉的運動是非常重要的事。然而單做瑜珈，能否給予肌肉充分的刺激呢？

當然瑜珈也分成很多種，其中或許也有能鍛鍊出肌肉的動作。

可是站在體能訓練師的角度來看，我認為想要長出肌肉的話，建議大家還是做肌肉訓練的效率較佳。

肌肉訓練和慢跑都應適可而止！

為免大家誤會，我想事先聲明，我並不否定做瑜珈的好處。瑜珈是種很棒的活動，可以紓解工作上的混亂思緒，還能提升專注力。新聞也曾報導，日本男子橄欖球代表隊將瑜珈納入訓練當中。總是辛苦練習的選手，藉由瑜珈使注意力移轉至內在的部分，可調適精神壓力，提升運動表現，還有助於預防受傷。

以體能訓練師的觀點，如果非運動員，只是為了一般人的健康著想去做運動的話，最理想的作法會建議每週二次，做些肌肉訓練與慢跑等有氧運動，另外每週再做一次左右的瑜珈。

這樣一來，就能取得平衡，對身心健康皆十分有益。

假使有人長期頻繁做瑜珈，認為「單靠瑜珈就能保持身體健康」，這時候恐怕要擔心瑜珈這方面「運動過度」的問題。

瑜珈是以骨盆為中心，活動四肢的運動。肌力不足的人做太多瑜加的話，骨盆周圍的肌肉張力會失衡，有時脊椎及髖關節會變得很難穩定下來。這種「運動過度」的問題，不只會發生在做瑜珈的時候。包括肌肉訓練及跑步都一樣，凡是運動過度都會讓身體出問題。

有些人過度肌肉訓練會導致腰痛，過度慢跑則會造成髖關節及膝蓋疼痛。之前曾提到，女性有運動習慣的人，所佔比例比男性來得少；但在另一方面，讓人大感意外的是，因為熱衷運動而運動過度的人，竟然同樣是女性佔了多數。

不只是運動，沉迷於減肥而減肥過頭，一直長時間食用自認對健康有益的食品，這些可能都是女性的特徵。不管是飲食或是運動，為了健康著想，均衡最重要，請大家務必適可而止。

「僅小腹突出」的人，可能有子宮肌瘤或卵巢囊腫？

之前曾提到，很多女性都屬於「皮下脂肪型肥胖」，脂肪主要長在下半身的地方；許多男性則是「內臟脂肪型肥胖」，大量脂肪會囤積於腹部周圍。但是，假使女性「只有小腹突出」的話，這種情形則很有可能是「子宮肌瘤」或「卵巢囊腫」。

子宮肌瘤與卵巢囊腫，只要及早發現治療，往往不至於悠關性命，但是受月經失調等症狀困擾的人，卻不在少數。

子宮肌瘤如果沒有症狀，只需觀察有無變化即可，當出現月經量變多，或是貧血等症狀，影響到日常生活時，有時便需要經由手術等方式進行治療；反觀卵巢囊腫即使沒有症狀，只要大到「小腹突出」的地步，基本上就必須動手術摘除。

這二種都是女性常見的疾病，所以在意「僅小腹突出」的人，建議上婦產科求診確認。

第2章

「肩膀痠痛」靠動態伸展運動與肌肉訓練來解除！

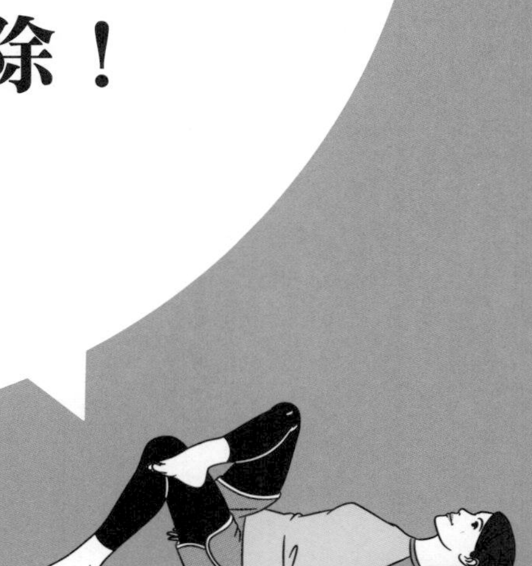

肩膀痠痛

即使按摩也只能治標不能治本！

【會出現哪些症狀？】

肩頸周邊肌肉出現腫脹痠痛及僵硬情形。

【該做哪些運動？】

動態伸展運動改善血液循環，肌肉訓練培養肩膀周圍的肌力。

深受「肩膀痠痛」所苦的女性，實在數之不盡。

依據日本厚生勞働省公布的「國民生活基礎調查」（二〇一六年）顯示，對於疾病或受傷等現象有自覺症狀的人，**以女性來說，比例位居第一的就是「肩膀痠痛」**，其次為「腰痛」，第三名則是「手腳關節疼痛」。

肩膀嚴重痠痛時，大家會怎麼處理呢？

第一時間選擇去按摩以緩解疼痛的人想必不少，只要去按摩，血液循環

女性有自覺症狀的人所佔比例

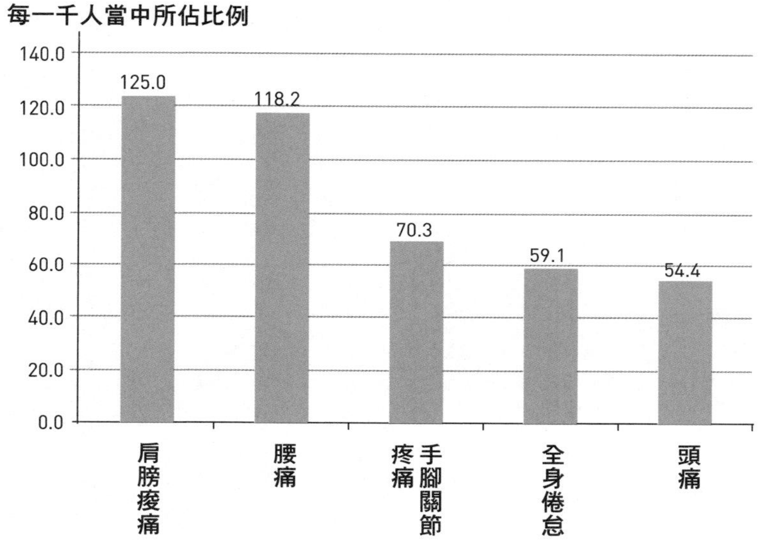

資料來源：日本厚生勞働省「國民生活基礎調查」（2016 年）

變好後，疼痛就會消失。但是過一陣子，肩膀痠痛又會再度復發，於是受不了疼痛之後，又會再去按摩……不斷地周而復始。

當肩膀痠痛嚴重時，有些人也會上骨科求診。嚴重疼痛，其實有時並非是肩膀痠痛，而是起因於「**頸椎椎間盤突出**」，或是「**胸廓出口症候群**」這類的疾病。

頸椎椎間盤突出，是

因為頸椎（頸部骨骼）受壓力影響，使得位於椎間盤正中央的髓核跑出來，然後壓迫到神經，導致肩頸及手臂等處出現麻痺現象。另外胸廓出口症候群，則好發於溜肩的女性，同樣是肩膀及手臂等處會感覺麻麻的。

出現這些症狀的人，請務必上骨科接受診察。

只不過，就算上骨科能治療疾病，卻還是治不好肩膀痠痛的症狀。

這是為什麼呢？

肩膀痠痛的三大根本原因

肩膀痠痛的原因，推測大致有下述三點。

1. 血液循環不良。

2. 肌力不足。

3. 壓力。

相信很多人都曾經歷過，例如長時間操作電腦工作，或是提著重物移動之後，就會出現肩膀痠痛的情形。

用同一種姿勢長時間使用電腦的話，特定肌肉會持續處於緊繃狀態，於是這個部位的血液循環就會變差；提著重物的時候也是一樣，用來提著這些重物的肌肉會持續緊繃，所以這些部位就會血液循環不良。

一旦血液循環不良，氧氣及營養素便無法適度送達這些部位的肌肉，而且經代謝後製造出來的老廢物質也難以排出體外，一來一往交互作用後，才會出現僵硬及腫脹疼痛現象。

總而言之，「**肩頸周邊的肌肉血液循環不良**」，才是肩膀痠痛的主要原因。去按摩之後，血液循環會獲得改善，因此僵硬及痠痛便會短暫消失。但那只是暫時的現象，治標不治本的話，肩膀痠痛將再度復發。

若提到肩膀痠痛的根本原因，女性最常見的就屬「**肌力不足**」。當用來支撐自己頭部及手臂的特定肌肉無力，就得靠薄弱的肌力加以支撐，於是這個部位會呈現緊繃狀態，血液循環就會變差，因此肩膀痠痛才會周而復始。

想從根本解決肩膀痠痛的問題，唯有培養肌力一途，所以無須多說，肌肉訓練效果最佳。

最後還有一點，「**壓力**」也是造成肩膀痠痛的原因之一。

當人因為他人期許或內在煩惱，使得龐大壓力上身時，這些壓力就會導致肌肉緊繃，引發肩膀痠痛。

我身為一名體能訓練師，也曾經指導過奧運選手這類國家級的運動員。有些選手在重大比賽之前，所謂的斜方肌（**上方部位**），也就是頭蓋骨以下至肩膀這部分的肌肉便會腫脹，形成嚴重的肩膀痠痛。這是必須贏得好成績的這種外來壓力，促使肩膀痠痛的緣故。

同理可證，當工作感到負擔，或是職場及家庭的人際關係出問題，使人壓力上身，自律神經失調後，有時也會引發肩膀痠痛。關於自律神經失調的演變機制，將於後續再作詳細說明。

想消除肩膀痠痛就做動態伸展運動與肌肉訓練！

想要放鬆長時間持續同一種姿勢所引發的肌肉緊繃現象，改善血液循環的話，做哪些運動比較好呢？

相信很多人都以為，放鬆肌肉緊繃做伸展運動最好。

伸展運動大致分成「**靜態伸展運動**」與「**動態伸展運動**」這二種。靜態伸展運動是以慢動作伸展肌肉，反觀動態伸展運動則是以四肢為中心，積極地將身體朝四面八方活動。

能夠有效解決肩膀痠痛的伸展運動，主要為動態伸展運動。比方說因為長時間打電腦以致於僵硬動彈不得的肌肉，大多會固定在「伸展的狀態」，想要放鬆這種狀態，正是動態伸展運動能大顯身手的機會。

接下來我將為大家介紹肩膀痠痛對症運動的動態伸展運動。

利用動態伸展運動，反覆活動位於肩胛骨周圍的肌肉，藉此使血液循環變好，逐步緩解緊繃現象。坐在辦公桌工作感到疲累時，如果能做一做動態伸展運動，還能讓人重振精神。

另外，想要解決肌力不足的問題時，應做肩膀周圍的肌肉訓練。這部分會為大家介紹用裝了水的保特瓶取代啞鈴，進行肌肉訓練。

做過肩膀周圍的肌肉訓練之後，感覺吃力的人，請試著減少保特瓶中的水，或是改拿小一點的保特瓶調整看看。

當妳能夠解決肌力不足的問題，得以維持姿勢之後，慢性肩膀痠痛獲得解除的一天將指日可待，請大家一定要來試試看。

當引發肩膀痠痛的原因來自於壓力的時候，不妨也能藉由運動來紓解壓力。只要進行固定節奏的運動，就能使情緒煥然一新。就算是做肩膀痠痛對症運動的動態伸展運動，也能有效緩解精神面的緊繃現象。

以及，若是因壓力感到緊張而睡不著的人，請試試看後續我為大家介紹的「漸進式肌肉鬆弛法」，肯定能讓妳一夜好眠，還能有效消除肩膀痠痛。

自律神經的問題解決之後，因自律神經失調所引起的頭痛及肩膀痠痛也會好轉。

請大家別再老是依賴按摩，請試著靠自己努力，好好改善吧！

肩膀痠痛對症運動　動態伸展運動

① 肩胛骨三角運動　促進血液循環

附影片解說
參閱 p.19

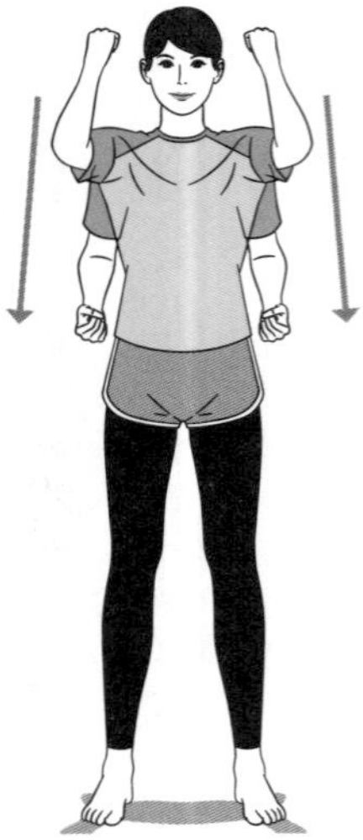

20 次

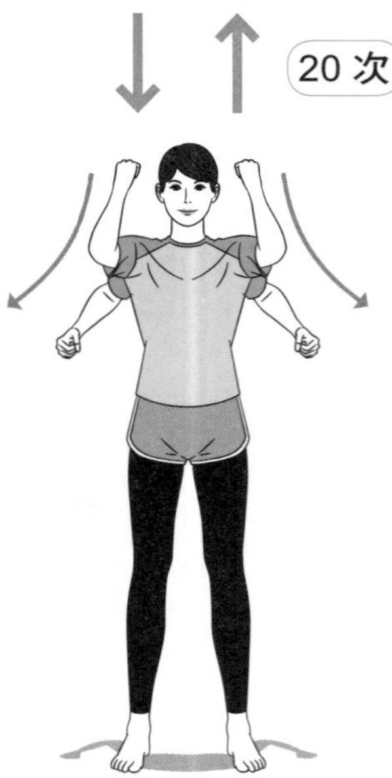

1

保持雙臂彎曲的狀態往上抬高，再筆直地放下來。

2

接著將雙臂往上抬高後，使手肘斜斜地打開，並同時放下。動作 1 與動作 2 要輪流有節奏地完成動作，用手肘描繪出三角形。

肩膀痠痛對症運動　動態伸展運動

② 肩胛骨的圓形運動　促進血液循環

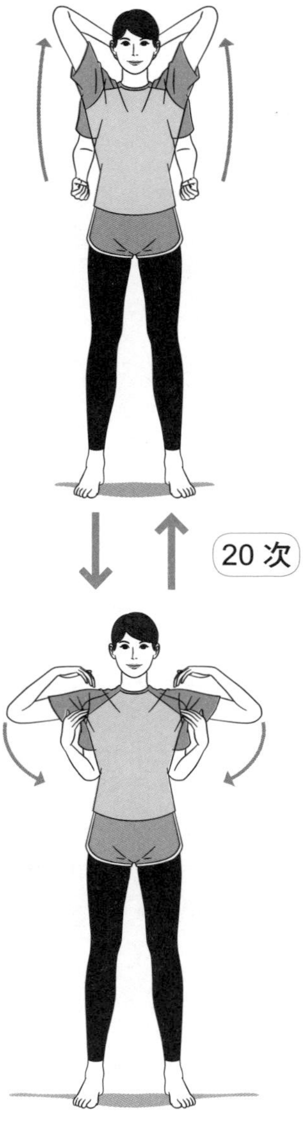

1

保持雙臂彎曲的狀態，大動作於前方往上抬高。

2

手肘抬高至正上方後，一邊將手肘打開使肩胛骨緊靠，再一邊放下來。有節奏地轉動，用手肘描繪出圓形。

肩膀痠痛對症運動　動態伸展運動

③ 肩胛骨的三角運動＆圓形運動　促進血液循環

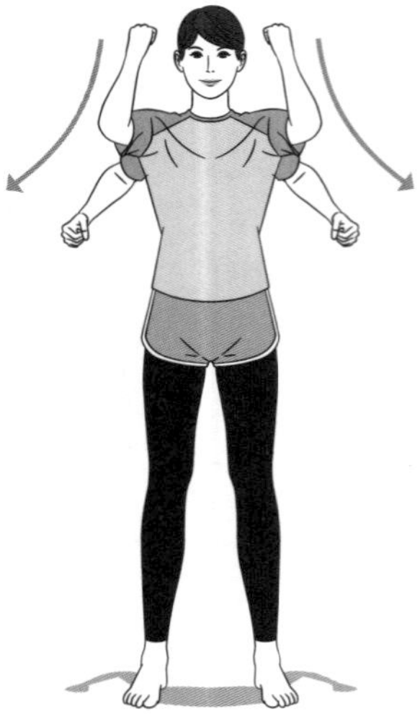

1

保持雙臂彎曲的狀態往上抬高，再使手肘斜斜地打開並同時放下。

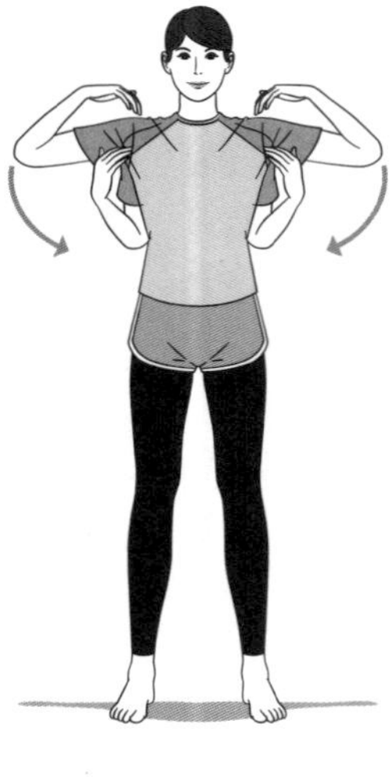

2

手肘大動作於前方往上抬高，抬高至正上方後使肩胛骨緊靠，再一邊將手肘打開一邊放下來，用手肘描繪出圓形。動作 1 與動作 2 要輪流有節奏地重覆動作。

肩膀痠痛對症運動　動態伸展運動

④ 肩胛骨的循環運動　促進血液循環

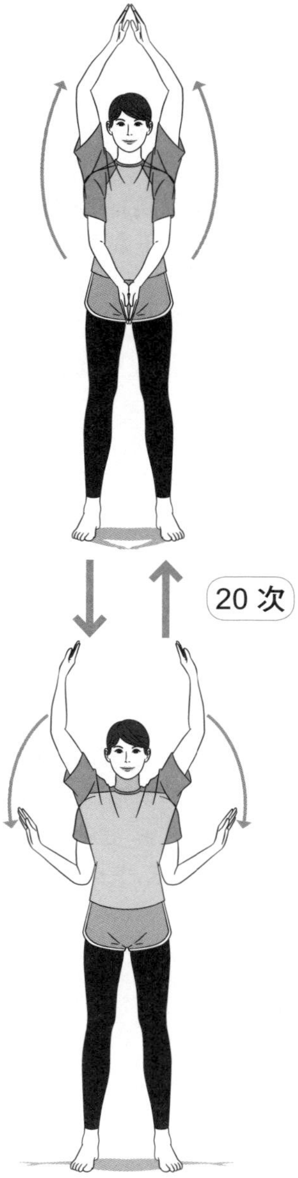

1

雙手於下方合十，並保持這個姿勢往正上方抬高。

2

於上方將手翻面，讓手肘慢慢地放下來。再次於下方將雙手合十，使動作 1 與動作 2 有節奏地重覆動作。

肩膀痠痛對症運動　動態伸展運動

⑤ 手肘靠攏與點頭運動　促進血液循環

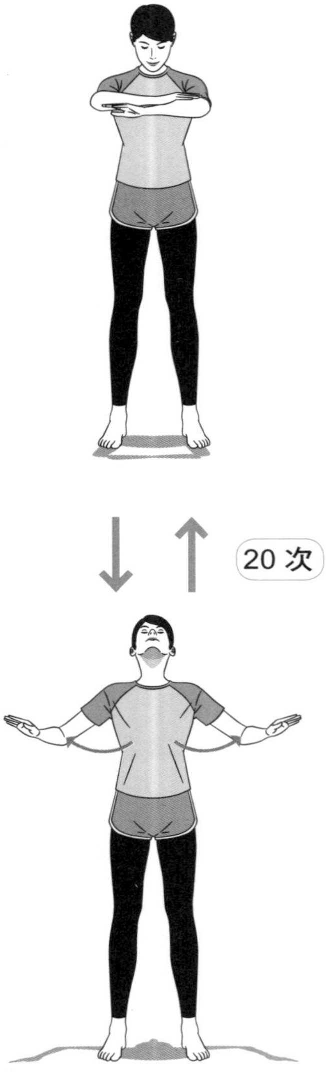

1

手肘彎曲後，使雙臂於身體前方重疊，並收下巴往下點頭。

2

打開手肘使肩胛骨緊靠的同時，將臉部朝上。讓肩胛骨靠攏的動作與頸部的動作同時進行。使動作 1 與動作 2 有節奏地重覆動作。

肩膀痠痛對症運動　肩膀周圍肌肉訓練

① 側平舉　三角肌

附影片解說
參閱 p.19

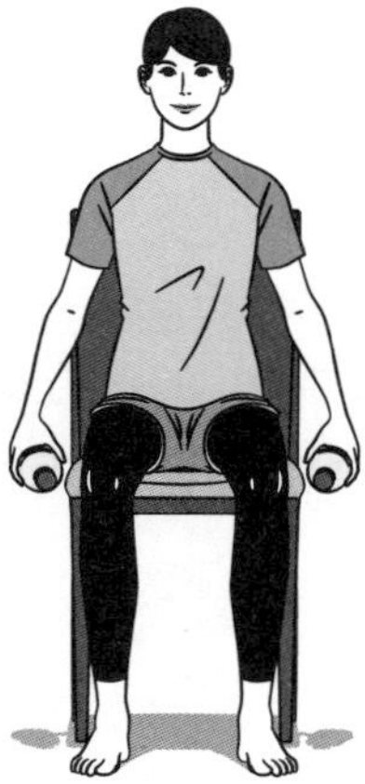

1

坐在椅子上，手臂伸直，雙手分別握著 500ml 或 1L 的保特瓶。

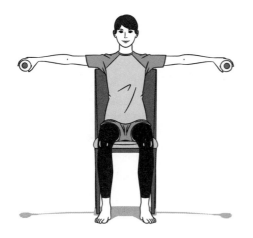

2

手臂維持伸直的狀態，慢慢地將保特瓶往側邊抬高，等到手臂與地面呈平行後，再將手臂放下。注意不能聳肩。以 20 次 ×2 組為目標。

肩膀痠痛對症運動　肩膀周圍肌肉訓練

② 上舉　三角肌

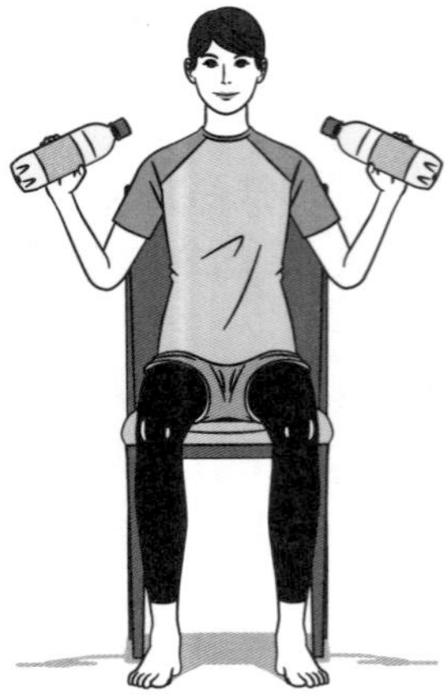

1

坐在椅子上，手臂彎曲，雙手分別握著 500ml 或 1L 的保特瓶。

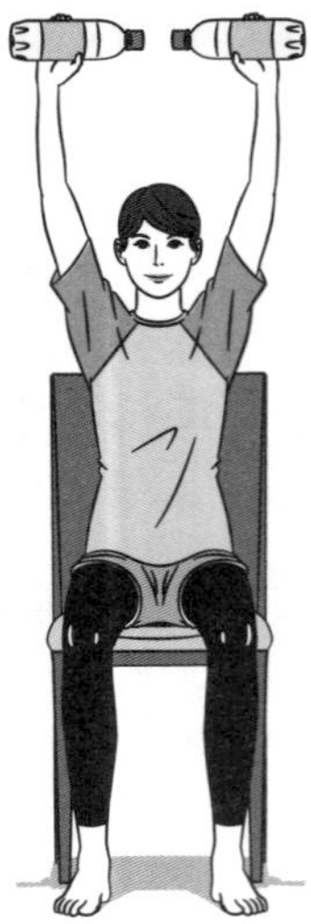

2

將雙手的保特瓶，從肩膀上方的地方，如同慢慢往上推一樣逐步抬高。等到手臂伸直後，再將保特瓶放下回到原本的姿勢。以 20 次 ×2 組為目標。

還須留意「低血壓」或「貧血」引起的肩膀痠痛！

肌肉會因為血液循環不良，引發肩膀痠痛的問題。若長時間維持同一種姿勢，使特定的肌肉持續緊繃，演變成血液循環不良，引發肩膀痠痛時，藉由動態伸展運動，即可消除疼痛。

但是，有時候也會因為其他原因，導致肌肉血液循環不良。例如低血壓的人，由於血液無法充分運行至肌肉，因此會造成血液循環不良。另外有貧血的人，因為肌肉的氧氣供應不夠充足，也會演變成肩膀痠痛。

低血壓分成起因於體質的「本態性低血壓」，還有起立時會暈眩，或是諸如通勤搭電車等長時間站立時會感到不舒服的「起立性低血壓」。這二種類型的人，如要改善症狀，切萬記得檢討生活習慣。

另外，如要治療貧血，建議與醫師諮詢過後，再來考慮使用藥物以及保健食品。

第 3 章

雙腳水腫
起因於肌力不足！

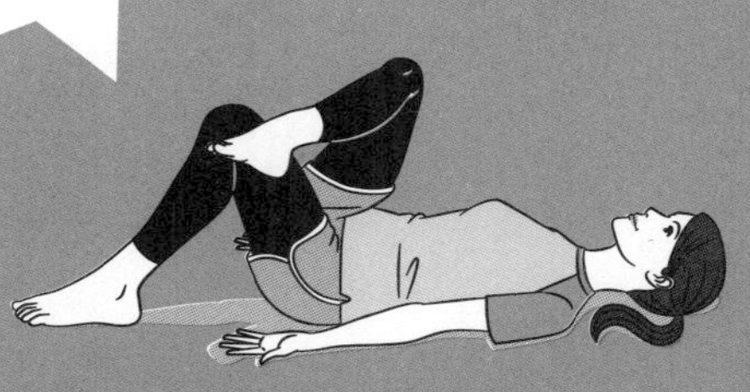

做運動消除雙腳水腫減輕負擔！

【會出現哪些症狀？】
小腿肚肌肉的幫浦功能不佳，血液不易回流。

【該做哪些運動？】
讓肌肉用力後靜止不動，接著快動作重覆增強幫浦效果。

身為一名體能訓練師，每次在為女性學員提供諮詢服務時，經常被問到的一個問題，就是「**雙腳水腫**該如何解決」。

比方說，一到傍晚雙腳就會開始水腫，穿在腳上的鞋子也會變得很緊，全身無力又難受，讓人很想擺脫這種情形。也常聽到大家抱怨，因為雙腳水腫，回家時腳步變得很沉重，實在很想趕快把腳抬高到沙發上輕鬆一下。

「水腫」是怎樣的現象呢？

據說人體約有六成皆為水分，其中有三分之二存在於細胞當中，剩餘的三分之一位於細胞之外。這些存在於細胞之外的水分，分成內含於血液當中的水分，以及充斥在細胞和細胞（細胞間隙）之間的水分。

當這些體內的水分分配失衡，水分囤積於細胞間隙，便稱作「水腫」。從血管流出至細胞間隙的水分會變多，或是從細胞間隙被血管及淋巴管吸收的水分減少的話，身體就會水腫。

另外，當水分攝取過多時，也容易造成水腫。因為體內的水分含量變多了，所以從血管流出至細胞間隙的水分也會增加。同樣道理，鹽分攝取過多的時候，也會容易水腫，因為在攝取鹽分之後，鹽會形成鈉運送至體內，鈉則具有會吸收大量水分的特性。

除此之外，譬如**睡眠不足**，以及**睡前喝酒**、**壓力**等等，也都會導致水腫。還有身形較胖、身高較高的人，雙腳也會容易水腫。

原因出在「擠乳作用」不佳

縱使水腫了，脫下襪子後只會留下些微痕跡的話，實屬正常狀態，這種暫時的現象一覺醒來即會回復正常，完全沒必要擔心。

究竟雙腳水腫是如何形成的呢？

一般來說，從心臟送出的血液，會自動脈經由雙腳的毛細血管，再流入靜脈。接著血液在靜脈裡，會違反重力，由下往上流動，再次流抵心臟。因此靜脈裡存在「瓣膜」，以防血液倒流。

血液在靜脈中違反重力流動，是相當不容易的事。如果單靠從心臟將血液擠壓出來的力量，使血液在雙腳靜脈中違抗重力逆流的話，心臟得承受相當大的負擔。

這時候就輪到肌肉大展身手了。比方說小腿肚等處的雙腳肌肉，會在血管周圍重覆收縮及鬆弛的動作，藉此使血液朝向心臟推擠過去，這種現象便

肌肉的幫浦效果（擠乳作用）示意圖

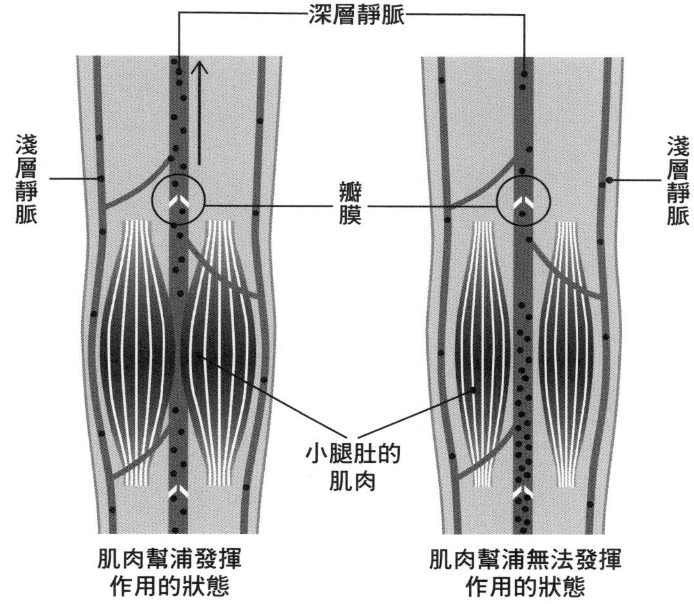

稱作「靜脈回流」。此外，肌肉這種運作方式，與擠牛乳十分類似，因此也稱之為「**擠乳作用**」。

由於小腿肚具有類似這樣的幫浦作用，所以也被稱作「第二心臟」。

當我們在站立時，血液會比坐著的時候更需要違反重力才得以流動，因此必須站著工作的人，才會容易雙腳水腫。一旦長時間用相同姿勢站著，擠乳作用就會很難發揮效果。

另外，就算是坐著工作，只要雙腳肌肉長時間靜止不動的話，也會容易有水腫的現象。肌力不足的人，擠乳作用同樣不容易完全發揮效果，所以也需要特別留意。

當「第二心臟」無力時，人自然會出現慢性雙腳水腫的問題。揉揉小腿肚，或是泡泡澡按摩一下，或許可以暫時解決水腫問題，可是沒過多久，雙腳又會水腫起來。

因為肌力不足導致雙腳水腫的人，想從根本解決的問題話，還是必須藉由肌肉訓練培養肌力。

做些融入等長收縮動作的運動

雙腳水腫嚴重時，該怎麼辦才好呢？

相信很多人會用手揉揉小腿肚，或是貼上藥布。假使這麼做有助於改善倒也無妨，當效果不明顯時，請大家不妨試試看接下來我為大家介紹的運動，保證妳能擺脫水腫，減輕負擔。

這些都是會運用到大腿以及小腿肚的運動。重點是要先讓大腿及小腿肚的肌肉使勁出力，接著維持這種姿勢靜止五秒鐘的時間。像這樣讓肌肉在緊繃狀態下靜止不動，以專業術語來說，稱之為「**等長運動**」。

在出力的狀態下靜止五秒鐘的時間，藉由這個動作刻意使大腿及小腿肚的血液暫時停滯。然後再從這種狀態，突然快速地重覆做**前弓箭步**及**側弓箭步**的動作，促進肌肉的幫浦效果。

包括肌肉不足導致雙腳浮腫的人，同樣只要重覆進行這些運動，就能逐漸培養出肌力。不過，想要進一步確實養成肌力的人，還是會建議大家參考第一章開始介紹的下半身肌肉訓練。

水腫潛藏的健康危機

雙腳水腫是十分常見的症狀，可是有時在背後也潛藏某些疾病。

例如「**下肢靜脈曲張**」。據說這種疾病在四十五歲以上的日本人當中，每五人就有一人罹患，十分常見。[1]

下肢靜脈曲張，顧名思義就是雙腳的靜脈出現「曲張」現象，導致血液囤積。在大腿後側，以及小腿肚上，會出現起伏不平的凸起狀，血管看起來如同蜘蛛網一樣。

罹患這種下肢靜脈曲張的疾病，雙腳就會水腫。

承前所述，雙腳靜脈存在瓣膜，以防血液逆流，但是當這些瓣膜出現異常，血液不容易回流至心臟，就會滯留在靜脈當中，形成靜脈曲張。

下肢靜脈曲張的人，有時會出現**雙腳無力**、**沉重**，以及**發癢**的症狀。當這些症狀擾人時，大多需要上醫療院所接受治療，還請有這種情況的讀者儘快至醫院求診。

若只有在接近皮膚表面的地方，才會看到宛如蜘蛛網遍布的情形，除此之外並不會有雙腳無力等等症狀的人，則可參考我為大家介紹的雙腳水腫對症運動，即可有所改善。

當小腿肚等處的肌肉無法妥善發揮擠乳作用時，瓣膜便容易受損。

一般來説水腫現象雙腳都會發生，反觀因為下肢靜脈曲張所導致的水腫，許多時候只會發生在患有靜脈曲張的那隻腳上。

1 日本醫事新報 .2016;4824:24-27.

「經濟艙症候群」造成的水腫

所謂的「**經濟艙症候群**」（旅行症候群），也會出現雙腳水腫現象。搭乘飛機等交通工具，雙腳長時間不動的話，血液會凝滯不暢通，在雙腳靜脈形成血塊（血栓）。

若因血栓使得靜脈阻塞的話，雙腳會出現水腫、疼痛、變色等等的症狀（深層靜脈血栓症）。接下來，當血栓流至肺部，肺動脈栓塞的話，將出現氣喘及胸痛，有時血壓還會下降而悠關性命（肺栓塞）。

想要預防經濟艙症候群，切記在飛機等交通工具上，也要用手按摩雙腳，或是做些腳尖腳根上上下下之類的運動，藉此促進血液循環。

月經前正常都會水腫

女性在賀爾蒙影響下，也會引發水腫現象。

例如**經前症候群**（**PMS**）的症狀之一，就包含水腫。所謂的PMS，是指生理期前會長達三至十天，出現精神面或生理面的症狀，推測與女性賀爾蒙的變化有關。

月經來臨前，**黃體素**（**progesterone**）會上升，受黃體素影響下，才會容易水腫。而且這時候不只是雙腳會水腫，全身都容易水腫。

黃體素增加所導致的水腫現象，並非疾病，屬於身體的生理反應。針對這方面的水腫現象，只要用手按摩小腿肚，或是做運動促進擠乳作用，就能達到某種程度的改善。

因心臟、腎臟及甲狀腺疾病引起的水腫

除此之外，有時也會因為內臟疾病引發水腫。

舉例來說，**心臟衰竭**的人，心臟便無法使血液順利循環；**腎功能衰竭**的話，腎臟會無法妥善使水分形成尿液排出體外。一旦血液循環不良，體內水分變多的話，由血管流至細胞間隙的水分就會增加。

另外，**甲狀腺的疾病**也會導致水腫。這類型的疾病，當然必須上醫療院所求診才行。

雙腳水腫對症運動

① 下蹲前弓箭步　整個下肢

附影片
解說
參閱 p.19

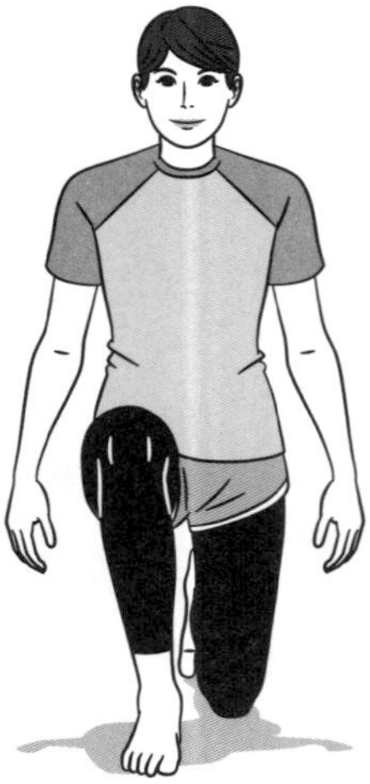

靜止 5 秒

1

單腳往前跨一大步使腰部往下移動，做前弓箭步的動作。以這個姿勢靜止 5 秒鐘（等長運動）。藉由這個動作，刻意使血液暫時停滯在雙腳。

雙腳水腫對症運動

① 下蹲前弓箭步 整個下肢

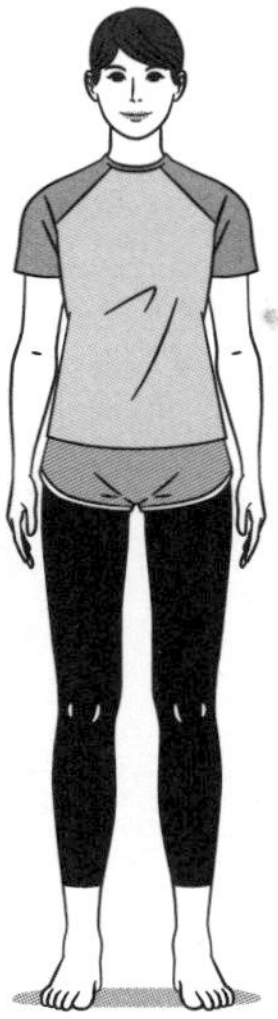

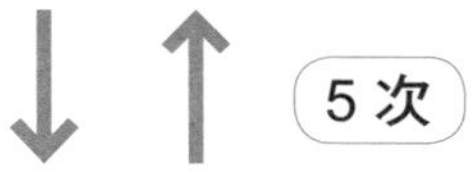

2

先站起來，接著再用剛才同一隻腳往前跨出去，以快動作連續做 5 次前弓箭步。左右腳換邊也以相同方式進行。以 2 組為目標。

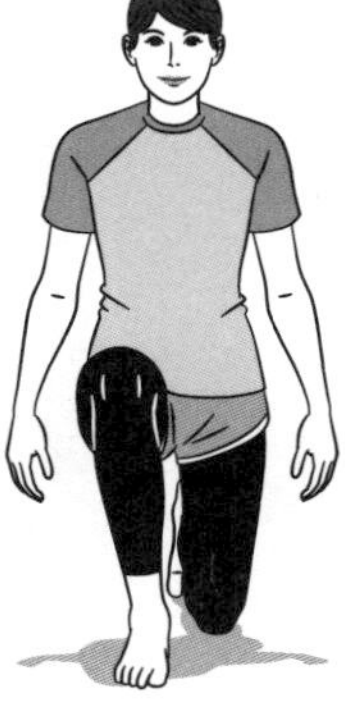

雙腳水腫對症運動

② 下蹲側弓箭步　整個下肢

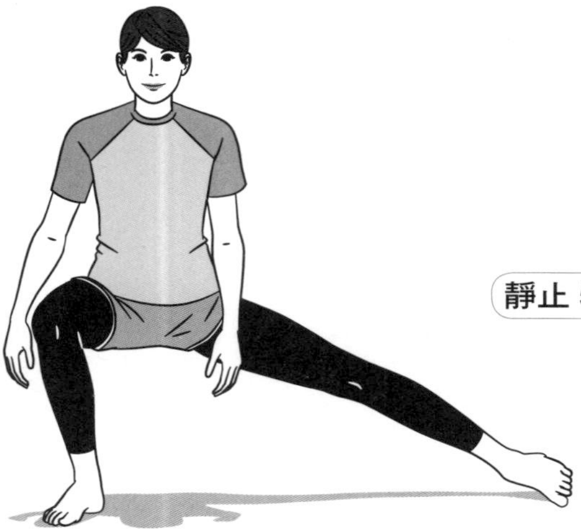

靜止 5 秒

1

單腳往側邊跨一大步使腰部往下移動，做側弓箭步的動作。以這個姿勢靜止5秒鐘（等長運動）。藉由這個動作，刻意使血液暫時停滯在雙腳。

雙腳水腫對症運動

② 下蹲側弓箭步 整個下肢

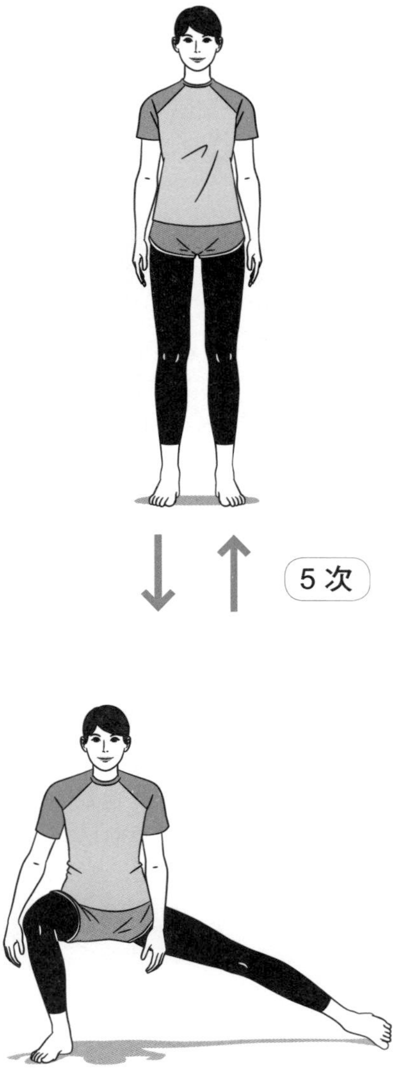

2

先站起來，接著再用剛才同一隻腳往側邊跨出去，以快動作連續做 5 次側弓箭步。左右腳換邊也以相同方式進行。以 2 組為目標。

雙腳水腫對症運動

③ 雙腳小腿上提　整個大腿／小腿肚

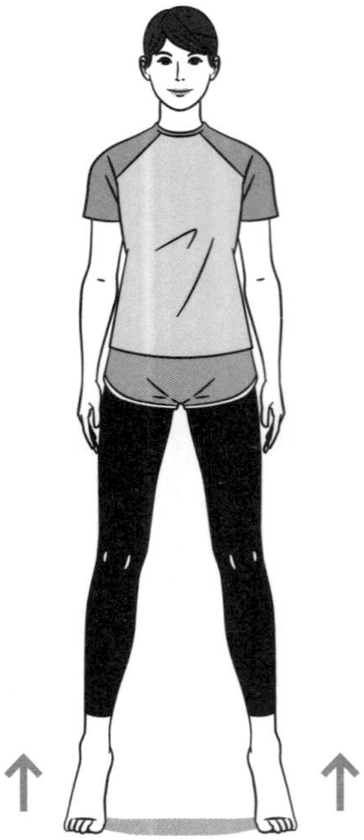

靜止 5 秒

1

雙腳打開與肩同寬，雙腳腳跟抬高，做小腿上提的動作。以這個姿勢靜止 5 秒鐘（等長運動）。藉由這個動作，刻意使血液暫時停滯在雙腳。

雙腳水腫對症運動

③ 雙腳小腿上提 整個大腿／小腿肚

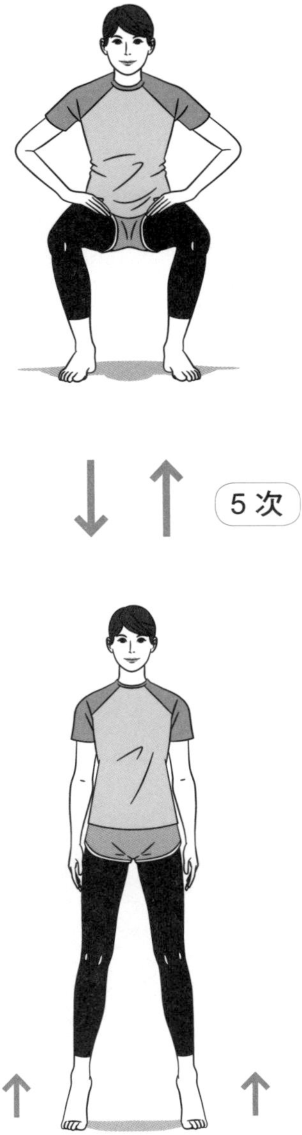

腳跟抬高

2

做深蹲動作使腰部往下移動，並在腰部往上移動時將腳跟抬高，做小腿上提的動作，再回到原本的姿勢。這個動作連續做 5 次。以 2 組為目標。

第 4 章

舒緩「自律神經失調」，從放鬆開始！

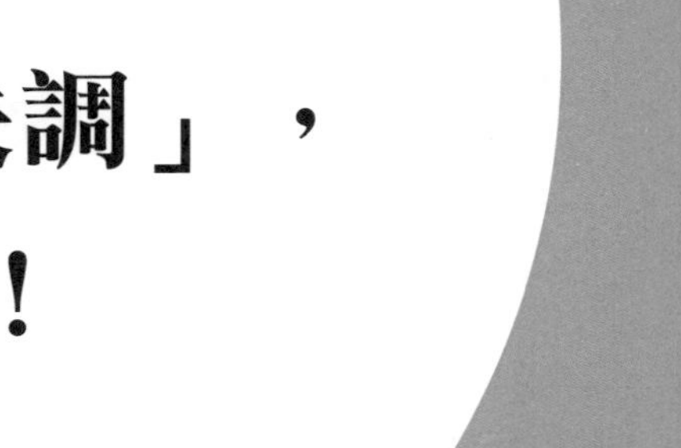

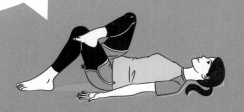

自律神經的問題，減少工作量也治不好？

【會出現哪些症狀？】

交感神經與副交感神經功能失衡，出現全身倦怠、走路搖晃、食欲不佳等症狀。

【該做哪些運動？】

能轉換心情的運動、具固定節奏的有氧運動。

不少女性都有感覺身體不太對勁，去醫院求診後，最後卻被診斷為「**自律神經失調**」的經驗。尤其是更年期賀爾蒙變化較大，容易好發於五十歲左右女性身上。

自律神經二十四小時運作，扮演著調節循環器官、消化器官及呼吸器官等活動的關鍵角色，由「**交感神經**」與「**副交感神經**」所組成。

交感神經會使心跳加快、血壓上升，讓身體活躍起來；副交感神經則會反過來使心跳變慢、血壓下降，讓身體呈現放鬆的狀態。

人在早上起床時交感神經會亢奮，經過白天活動，回到家後副交感神經才會逐漸處於優勢，使人在夜晚得以成眠。

一旦交感神經與副交感神經功能失衡的話，就會出現**全身倦怠**、**走路搖晃**、**早上爬不起來**、**食欲不佳**、**站起時暈眩**、**手腳發麻**等，各式各樣的症狀。相信多數女性都曾經歷過這樣的症狀。

調節自律神經有三大重點

似乎很多人都有這樣的迷思：「或許是因為最近很忙，所以自律神經才會出問題，只要暫時減少一些工作就可以了。」

事實上，不少醫生也都會告誡患者：「可能是因為妳的工作太忙了，所以自律神經才會失調。」

不過若只靠一時地減少工作量，可能還是無法從根本解決問題。想要解決自律神經失調的問題，可行的作法大致有下述三點。

1. **減肥**。
2. **戒菸**。
3. **多運動**。

據說**體型肥胖的人，更容易有交感神經運作失常的現象**。一般來說，在交感神經運作下，會由腎上腺分泌出名為「腎上腺素」的賀爾蒙，使身體活躍起來。腎上腺素還具有使脂肪燃燒，讓脂肪不易囤積的效果。但是長期身材肥胖的人，交感神經會變成慢性過度緊繃的狀態。[1]

也會有一些人的情況更好相反，交感神經功能越來越差，於是變得愈來愈胖。就算吃得沒那麼多，卻還是發胖，所以才會瘦不下來。

另外，抽菸則會刺激交感神經的運作。癮君子總說，早上起床後點上一根菸能讓人精神一振，這句話一點也沒錯。

研究顯示，**即便不是抽菸的當事者，周圍的人在吸了「二手菸」之後，交感神經與副交感神經可能也都會失去平衡**。

運動有助於減肥，同時也能紓解壓力，所以最適合用來調節自律神經。請大家務必養成運動的習慣，才能做好壓力管理。

另外，女性有時會因為**經前症候群（PMS）**，或是**更年期**導致賀爾蒙的平衡出現變化，以致於自律神經失調。關於更年期的症狀，將自第五章開始為大家詳細說明。

---

1 Front Physiol.2017;8:665.

轉換心情做什麼運動都行！

話說回來，想要調節自律神經的話，做哪些運動比較好呢？

舉例來說，如果做運動的目的是為了改善或預防生活習慣病，該做運動強度多高的有氧運動及肌肉訓練，還有每週須做幾次，這部分在運動指南當中已訂出某種程度的規範了。不過用來調節自律神經的運動，與上述運動則有些許差異。

總之是**要能消除壓力，讓人一覺好眠的運動**，所以運動類型並沒有任何限制。**只要能讓人安穩入眠，消除疲勞的話，就能調節自律神經**。

睡眠不足是導致自律神經失調的原因之一，因此睡眠充足非常重要。

大家可以下班後去上網球課，或是到運動俱樂部參加舞蹈課程流流汗，甚至跳進泳池裡默默游上幾圈都是不錯的選擇。

做運動能讓自己置身在和平時不一樣的空間裡，專心投入某件事後，就能轉換心情。即便是去慢跑一下，用耳朵聆聽著風切聲，用肌膚感受著空氣的差異及速度感，都能讓人置身在有別以往的環境裡。

此外，類似跑步或游泳這類，帶有固定節奏的運動，更有助於提升樂在其中的感覺。

藉由這類型的運動，讓工作及煩惱等，會形成壓力的事情暫時拋諸腦後，就能使人放鬆下來。

只是在做運動的時候，心跳數及血壓會上升，交感神經的運作會變活躍，因此在晚上做運動的人須特別留意。

因為每個人的狀況不同，有些人晚上下班回家後才去跑步的話，交感神經一亢奮起來，恐怕會出現不容易入眠的情形。

非得在晚上才有辦法去運動的人，不妨在運動後做些伸展運動，讓身體充分平靜下來，以免影響睡眠品質。

緩解緊張的「漸進式肌肉鬆弛法」

到了夜晚，副交感神經還是無法處於優勢，難以入眠，或是淺眠好不容易睡著後卻會在半夜醒來，或是早上很早就清醒，深受這些「**失眠**」症狀所苦的人，相信不在少數。

長時間無法獲得充足睡眠的話，久而久之疲勞便會一直累積，進而危害到身體健康。想要消除疲勞，睡眠還是最有效的作法，就算去按摩，只要睡眠時間不充足，身體還是很難回復元氣。

所以，經由醫師判斷後，哪怕得服用睡眠導入劑，也必須確保睡眠充足。只不過，在依賴藥物之前，請務必透過運動的方式，試著靠一己之力調整自律神經。

假使身體已經很累了，卻還是感覺很緊繃而睡不著覺的話，可能妳的交感神經，即使到了晚上還是一直處於亢奮的狀態。這種時候有一個方法希望大家不妨一試，就是「**漸進式肌肉鬆弛法**」。

這個方法是在約莫一百年前，由美國的艾文·積及迅（Edmund Jacobson）醫師所研發出來，可從頭頂至腳尖，慢慢地逐步放鬆全身肌肉。

在進行漸進式肌肉鬆弛法的過程中，會刻意運用六至七成的力道，讓肌肉變得緊繃，接著再一口氣放鬆力道，使肌肉鬆弛下來，反覆這樣的程序，以達到放鬆身體的效果。

每當精神上感覺緊張時，肌肉也會緊繃而全身用力，血液循環就會變差。因此才須藉由「先用力再放鬆」的方式，使精神面的緊繃狀態也能和緩下來，讓身體放輕鬆。

由我負責指導體能訓練的運動員，我都會請他們做這種漸進式肌肉鬆弛法。尤其是在重大比賽前夕，選手都會倍感壓力，當他們利用漸進式肌肉鬆弛法放鬆之後，通常都能獲得良好睡眠，也有助於取得亮眼成績。

只是運動員採用的漸進性肌肉鬆弛法，不但細節繁複又很花時間，所以在本章節將為大家介紹簡易版本的漸進式肌肉鬆弛法，請大家坐在椅子上，從雙手及肩膀開始，逐步放鬆全身上下。

雖是簡易版，也能完全感受到效果，請大家一定要來試試看。而且，除了在睡前做之外，比方説因為坐在辦公桌工作的關係，感覺肩膀周圍肌肉很緊繃時，也十分有效。請大家在感覺緊繃的時候，都能試著做做看。

漸進式肌肉鬆弛法

① 坐姿「雙手」肌肉鬆弛法

附影片
解說
參閱 p.19

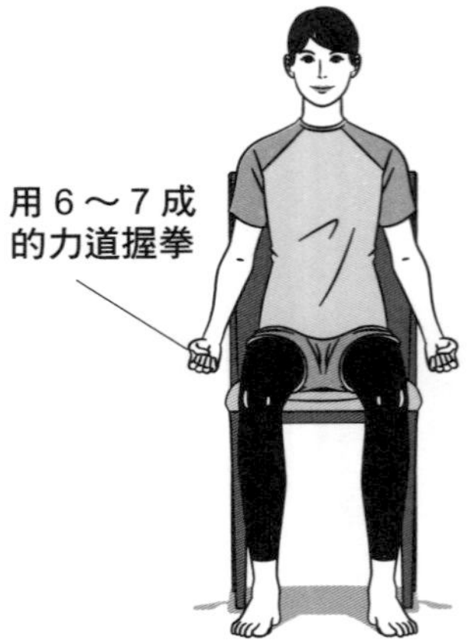

5 秒

1

坐在椅子上，雙手伸直，手掌一邊用力一邊握拳。以 6 ～ 7 成左右的力道握緊拳頭 5 秒鐘。

10 秒

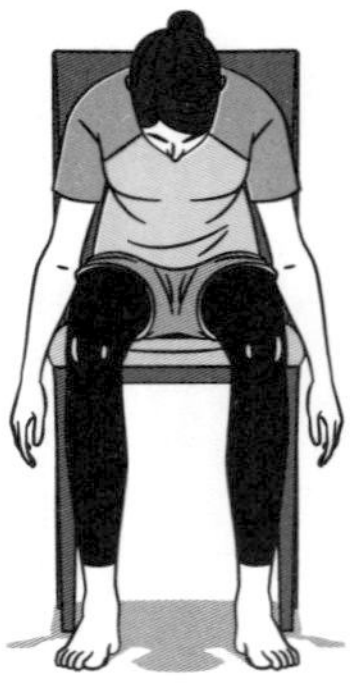

2

一口氣放鬆力道。以完全不出力的狀態維持 10 秒鐘。這個動作重覆做 2 ～ 3 組。

漸進式肌肉鬆弛法

② 坐姿「肩膀」肌肉鬆弛法

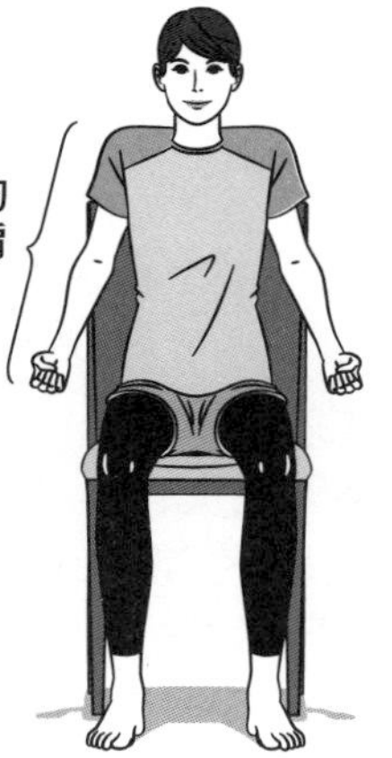

5 秒

1

坐在椅子上，雙手伸直，手掌一邊用力一邊握拳，聳肩後用力。以 6 ～ 7 成左右的力道，於雙手及肩膀用力 5 秒鐘。

10 秒

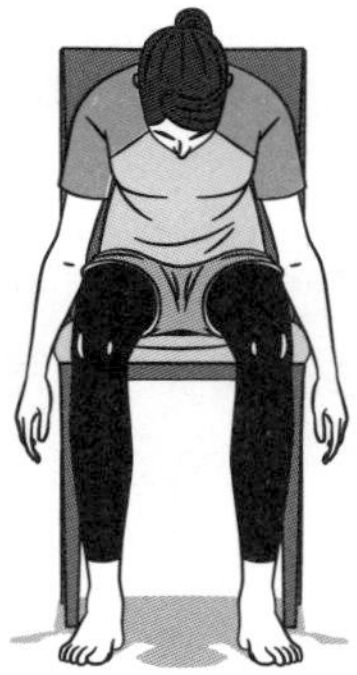

2

一口氣放鬆力道。以完全不出力的狀態維持 10 秒鐘。這個動作重覆做 2 ～ 3 組。

漸進式肌肉鬆弛法

③ 坐姿「雙手伸展」肌肉鬆弛法

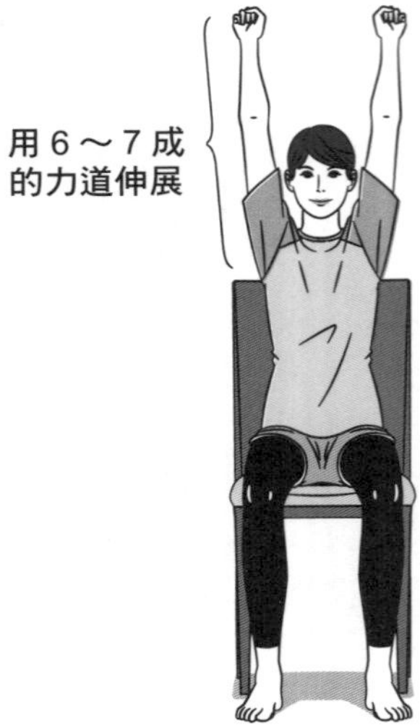

5 秒

1

坐在椅子上，雙手一邊握拳，一邊將手臂往上伸展，並將肩膀抬高。以 6 ～ 7 成左右的力道，於雙手、肩膀及手臂用力 5 秒鐘。

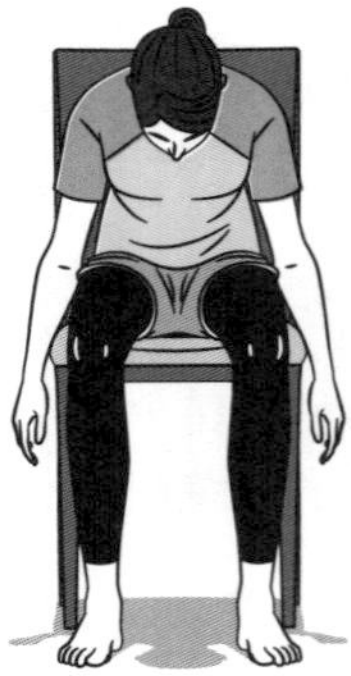

10 秒

2

一口氣放鬆力道。以完全不出力的狀態維持 10 秒鐘。這個動作重覆做 2 ～ 3 組。

④ 站姿「全身伸展」肌肉鬆弛法

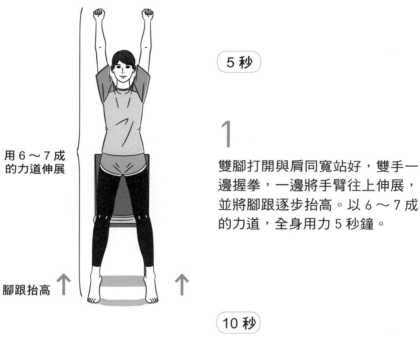

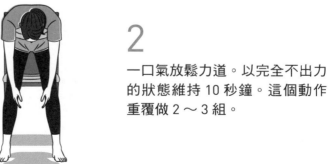

5 秒

1

雙腳打開與肩同寬站好，雙手一邊握拳，一邊將手臂往上伸展，並將腳跟逐步抬高。以 6 ～ 7 成的力道，全身用力 5 秒鐘。

10 秒

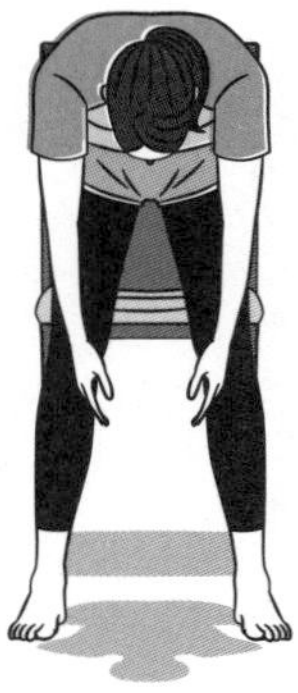

2

一口氣放鬆力道。以完全不出力的狀態維持 10 秒鐘。這個動作重覆做 2 ～ 3 組。

第5章

更年期更應適當運動，留意身心狀態

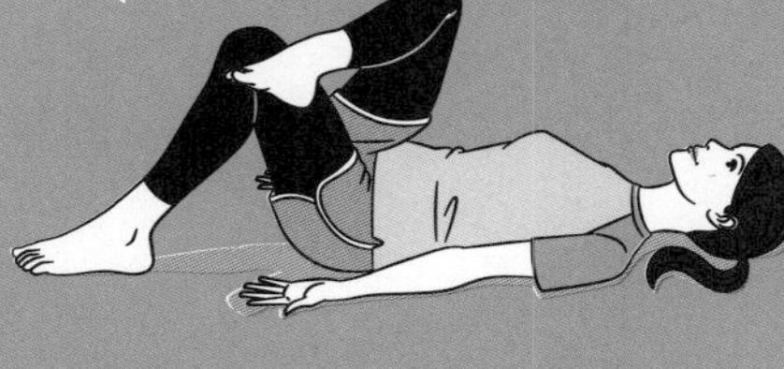

賀爾蒙變動大會引發身心各式症狀

【會出現哪些症狀？】

女性賀爾蒙不穩定，會引發臉潮紅、全身倦怠、月經失調、情緒焦躁等症狀。

【該做哪些運動？】

做些可轉換心情的運動、代謝症候群對症運動。

所謂的更年期，是指停經前後五年，合計共十年左右的期間。日本女性平均在五十歲左右停經，所以大致上從四十五歲開始，至五十五歲左右就會面臨更年期。

在這段期間，約有六至八成的女性表示她們會出現某些症狀。只要時間一到，幾乎所有的人都免不了經歷更年期症狀。

女性賀爾蒙（雌激素）變動示意圖

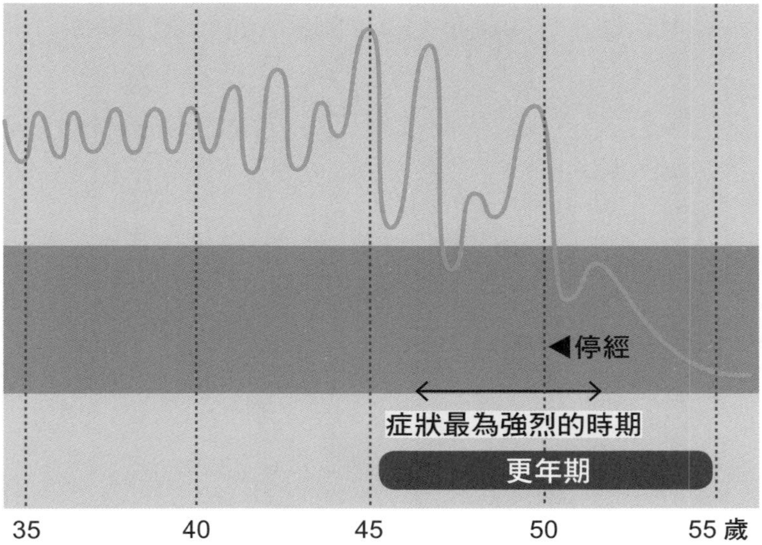

女性賀爾蒙大幅變動

更年期時，由卵巢分泌出來的女性賀爾蒙（濾泡激素：雌激素）量將逐漸減少。於是大腦的下視丘會急忙對腦下垂體下達指令，分泌出促性腺激素（**濾泡刺激素**，follicle-stimulating hormone, FSH）。

當卵巢對濾泡刺激素順利產生反應時，雌

激素分泌量就會增加；但是假使反應不良，下視丘將下令分泌出更多的濾泡刺激素。

以長遠的眼光來看，無論如何，雌激素都會隨著年齡增長而日漸變少，但在這段時間內雌激素則會反覆增減，使得身體跟不上這種變動引起不適。

仔細觀察身體，避免延誤就醫

停經前，不少女性會出現熱潮紅、盜汗、倦怠、嗜睡、月經失調、浮躁、情緒低落等各式各樣擾人的症狀。

因賀爾蒙影響，衍生的身體症狀種類繁多，每個人天差地別，然而最大的問題在於——**患者本身很容易混淆，搞不清楚究竟是更年期症狀，還是因為上了年紀，體力變差才容易疲勞或是其他疾病所造成，因而延誤改善就醫的最佳時機**。

因此，我建議所有女性讀者們，若是步入更年期後，更應該仔細觀察身體的變化，只要發現任何症狀，都要記得儘快去婦產科檢查確認。

更年期症狀嚴重時，有時醫生也會推薦患者進行賀爾蒙補充療法。假使眼下的症狀並不嚴重的話，醫生們也會視患者的情形，建議服用大豆異黃酮等保健食品。[1]

有時醫師也會視症狀，建議患者們至其他科接受檢查。比方說常跑廁所的人會轉診至泌尿科，有頭暈目眩及耳鳴症狀的人會建議上耳鼻喉科，失眠以及精神不濟的人則會介紹到身心科。也有不少人推崇中醫來調理身體，但切記要先請醫生確認身體狀況無虞，方可放心地進行調理。

---

1 婦產科漢方研究之進展 .2018;35:19-23.

還得留意運動「過度」的問題

運動方面又該注意哪些環節呢？事實上並沒有詳盡的運動相關研究指出，「做哪些運動才能減輕更年期症狀」。

不過原本就缺乏運動的人，定期做運動能幫助調節自律神經，所以也能舒緩更年期症狀。

其實更需要擔心的人，是過去一直習慣積極做運動的人。

甚至是曾經上場比賽的人，一般在步入更年期之後，成績都會明顯變差。假使妳能立刻察覺「成績變差原來是更年期的關係」，那倒無妨。

可惜有非常多的人，會急著努力想「多加練習，以求成績進步」。

即使努力練習，身體還是跟不上腳步，一旦成績變得更差，為了挽回劣勢於是更加焦急，進而陷入惡性循環當中。

這種情形，不管是在肌肉訓練還是游泳，甚至於網球等競賽，同樣都會發生。步入更年期後，請別再對數字記錄過於執著，建議大家改變心態，讓自己做運動時著重樂在其中的感覺。

請留意骨質疏鬆症、代謝症候群

女性停經前，會出現賀爾蒙起伏變動大的情形。停經後經過一段時間，賀爾蒙的變動雖然會穩定下來，不過緊接著又會發生其他問題。

女性賀爾蒙具有抑制骨骼吸收、促進骨骼形成的作用，因此**停經後女性賀爾蒙一減少，骨量就會逐漸下降，很有可能引發骨質疏鬆症**。因此建議大家進入更年期之後，請找機會上骨科或健身房，測量看看自己的骨質密度。

關於骨質疏鬆症的對症運動，已經自第一章為大家作過介紹。除了藉由跳躍等動作給與骨骼衝擊性之外，同時也設法避免掉了會造成膝蓋疼痛的動作，所以請大家一定要試做看看。

此外，女性賀爾蒙也有助於肝臟的膽固醇代謝功能。所以當女性賀爾蒙減少後，**LDL膽固醇**（俗稱的壞膽固醇）會升高，體重容易增加，血壓也容易上升。

「更年期之後，體重增加了十公斤……」

這句話，想必大家都曾聽人說過。

這種情形，往往是因為經由飲食攝取進來的熱量及營養素，不像以前一樣有效地被代謝掉，因而轉為脂肪囤積起來。當妳的飲食習慣與過去完全沒變，當然就會發胖。

在第一章曾提過，女性最常見的是皮下脂肪型肥胖，男性則是內臟脂肪型肥胖居多。但是進入更年期之後，女性出現內臟脂肪型肥胖的情形，也會逐漸增加。所以步入更年期後，希望大家得好好留意「代謝症候群」（內臟

代謝症候群診斷基準

- **腰圍**
  女性 90cm 以上，男性 85cm 以上
- **血脂異常**
  中性脂肪 150mg ／ dL 以上
  HDL 膽固醇未達 40mg ／ dL
  } 或是其中一項達標
- **高血壓**
  最高血壓 130mmHg 以上
  最低血壓 85mmHg 以上
  } 或是其中一項達標
- **高血糖**
  空腹血糖值 110mg ／ dL 以上

腰圍為必要的判斷依據，其餘的血脂異常、高血壓、高血糖，只要有二項達標的話，就會被診斷為代謝症候群。

脂肪症候群）。

譬如在健檢時，報告上被寫到「疑似代謝症候群」的人，可能大多皆為男性，但在更年期之後，女性也會逐漸增加。

代謝症候群的診斷基準，如表所述。

在這項診斷基準當中，腰圍為必要的判斷依據，其餘的血脂異常、高血壓、高血糖，只要有二項達標的話，就會被視為罹患了代謝症候群。

在內臟脂肪影響下，只要

一出現血脂異常、高血壓或高血糖之類的症狀，恐怕就會有演變成糖尿病等各種生活習慣病的疑慮。

所以，切記要做運動減去內臟脂肪。

只是誠如第一章說明過的一樣，內臟脂肪比皮下脂肪不易消除也是不爭的事實。**想要解決內臟脂肪型肥胖的問題，建議先做肌肉訓練和有氧運動，最快在二至三個月左右，應該就能看出成效。**

無論如何，步入更年期後，女性更應該謹慎留意身體變化，並設法因應代謝症候群的問題！

第 6 章

生產前後正確運動，對身體好處多多

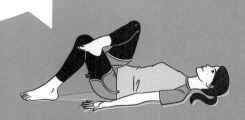

「懷孕期間禁止做運動」已經跟不上時代？

「在懷孕、生產期間變胖，後來就很少運動了。」這是不少女性常見的心聲。一直認為「生完小孩之後難免會變胖」的女性，其實出乎意料地多。

即便過去一直有運動的習慣，但懷孕後因為擔心「運動恐怕會讓肚子裡的孩子受到影響」這樣錯誤的傳聞，無論是自主或被動地盡量減少運動機會與活動量的女性，相信不在少數。

等到辛苦生產後又得忙著照顧孩子，以致根本抽不出時間來做運動，最後只好放棄不再運動，這種情形也是屢見不鮮。因為長時間不運動，結果在孕期或生產後一口氣增加了不少體重，這樣對身體健康實在很不好。

婦產科學會也鼓勵孕婦做運動

包括在日本，近來也有愈來愈多的醫生建議女性：「懷孕期間應避免體重增加太多」。只是應該活動身體到何種地步，這部分似乎並未作出具體說明，反倒是較常聽到醫生呼籲孕婦「留意飲食」，以免體重增加太多。

依據慶應義塾大學醫學系運動醫學綜合中心的田畑尚吾醫師所言，目前已經有許多研究陸續證實，**懷孕懷期間仍照常做運動的人，可預防體重過度增加、腰痛、妊娠糖尿病、妊娠高血壓、剖腹手術等周產期之合併症**。

事實上，美國婦產科學會更直接建議，若是孕婦身體健康，沒出現貧血、高血壓、心臟疾病、肺臟疾病、切迫性早產等，諸如接下來的表格所示之合併症時，**盡可能每週有三天以上，每天至少做二十至三十分鐘中強度「稍感吃力的運動」**。[1]

出現下述情形之孕婦禁止做運動

絕對禁止（1）
（悠關母體及胎兒性命時）

- 血液流動明顯異常的心臟疾病
- 阻塞性肺臟疾病
- 宮頸機能不全／環紮
- 有早產風險的多胎妊娠
- 中期或後期持續性出血
- 26 週後前置胎盤
- 本次懷孕迫切性早產
- 破水
- 子癇前症／妊娠高血壓症候群
- 重症貧血

相對禁止（2）
（通常應避免）

- 貧血
- 未評估之母體心律不整
- 慢性支氣管炎
- 控制不佳的第一型糖尿病
- 病態肥胖
- 過瘦（BMI ＜ 12）
- 身體曾經過度缺乏活動
- 本次懷孕子宮內發育遲緩
- 控制不佳的高血壓
- 骨科方面的限制
- 控制不佳的痙攣性疾病
- 控制不佳的甲狀腺機能亢進
- 老菸槍

懷孕期間應停止運動的徵兆

- 不正常出血
- 伴隨定期疼痛的收縮
- 漏羊水
- 運動前喘不過氣
- 頭暈目眩
- 頭痛
- 胸痛
- 肌力減退影響到平衡感
- 小腿肚疼痛腫脹

過渡刺激或碰撞類運則儘量避免

懷孕期間如要做運動，必須向醫師諮詢，確認身體沒有問題。

由日本臨床運動醫學會婦產科部會所制定的「孕婦運動安全管理基準」中指出，懷孕後如要開始做運動時，原則上必須在懷孕十二週之後，且須符合懷孕過程無異常之條件。[2]

並沒有任何科學證據顯示，運動會有流產的風險。自然流產的機率一般來說為一〇至一五%，但**大部分都會發生在懷孕未滿十二週的初期，因此為了確保安全，才會建議大家在十二週後再開始運動。**

懷孕期間體重會增加，身體的平衡感也會出現變化，因此運動時必須考

---

1 Obstet Gynecol. 2015;126(6):e135-42.

2 日本臨床運動醫學會誌 2010;18(2):216-8.

量到跌倒及受傷的風險。

美國婦產科學會的指南中便指出，像是籃球以及足球這類會有肢體碰觸的競賽，最好能免則免。另外像是滑雪或騎馬這類，有摔落或跌倒風險的運動項目，也不建議孕婦從事。

此外，若出現出血或頭暈目眩等，如表格所列出的徵兆時，就必須中止運動，以確保自身及胎兒的安全。

生產後著重「如何有效率地做運動」

生產後，又該如何做運動呢？

只要體力回復，身體狀況沒問題的人，不妨慢慢開始活動一下身體。

由於外出機會也十分有限，身體活動量容易減少，所以藉由做運動預防肥胖，十分合情合理。

只不過，多數人很難找到其他人幫忙照顧小孩，再抽空去上健身房。所以，在家利用短時間便效果十足的運動，最是理想。

如果要做肌肉訓練，運用自身體重的重量來進行的「自重訓練」，便相當合適。自第一章開始為大家介紹的下半身肌肉訓練，全部皆為自重訓練，在家利用短時間就能做到。

另外還有有氧運動，假使沒有時間外出健走或跑步，也能參考先前為大家介紹，利用階梯踏板進行所謂的「階梯踏板運動」。家裡沒有階梯踏板的人，利用樓梯等處的高低落差來做，也是不錯的方法。

只要像這樣用點心思，就算一天只做了十分鐘的運動，還是能達到有效做運動的目的。別再說「照顧孩子根本沒辦法做運動」了，請大家為了身體健康，養成做運動的習慣吧！

運動消除肥胖、降低罹癌風險

癌症目前在日本死因中位列第一。

隨著少子化的情形加劇，高齡人口的比例一再攀升，因癌症死亡的人數也不斷地與日俱增。

大家對「癌症」皆唯恐避之不及，漸漸開始會更加關注自己或是身邊長輩的健康狀況，坊間也有很多人相信：「**如果能養成做運動的習慣，每天保持身體健康的話，或許就能預防癌症了。**」對此我非常樂見其成。

事實上，這樣的觀念並不只是大家的臆測而已，而是經由許多實驗明確地獲得了證實的事實。

依據日本國立癌症研究中心，「依照科學根據評估風險與預防癌症指南建議之相關研究」結果顯示，在「大腸癌」的部分，「幾乎百分之百證實運動能降低罹癌風險」。

另外在女性「乳癌」的部分，也證實「運動可降低罹癌風險」。另一方面，**「肥胖」則會提升各種癌症的風險**。[3]

研究更進一步指出，因為肥胖使得「罹癌風險確實提升」的為「乳癌（停經後），而因肥胖所導致「罹癌風險可能提升」的則是「子宮內膜癌」，可見肥胖隱藏的疾病風險之高。

根據種種數據及研究，都在在説明，如果能藉由運動消除肥胖，最終將可降低這些癌症的風險。因此請大家為了自己的未來與健康著想，不妨跟著本書介紹的運動一起試試看吧。

---

3 Nippon Rinsho.2017;75(8):78-83.

第 7 章

找回身體的穩定度，做對「伸展」是關鍵

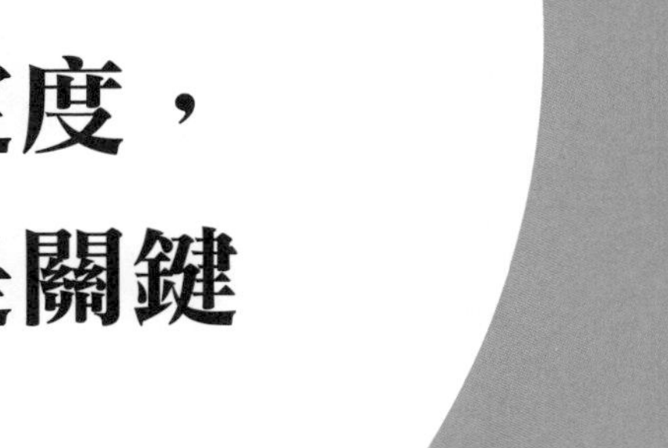

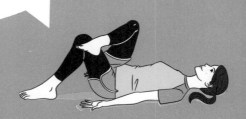

檢測身體肌肉的「相對」柔軟度

覺得身體柔軟代表著身體相對「年輕」的人，可能超乎想像的多。或許是因為這個緣故，自認「身體硬梆梆」的人，總是很渴望身體的柔軟度能夠好一些，於是才會出現**過度做運動訓練柔軟度**的傾向，因此**有時反倒會有受傷之虞**。

不過「身體硬梆梆」這句話說來籠統，其實現實中並不存在全身都很僵硬的人。

理論上來說，身體大致會分成僵硬的部分與不會僵硬的部分。重點在於，應檢視哪個部位的肌肉很僵硬，並且要伸展這些部分，以增加柔軟度。

當我們在檢視全身肌肉的時候，會發現除了僵硬的部分，以及具有適度柔軟度的部分之外，還會發現過度柔軟的部分。過度柔軟的部分，通常並不需要做伸展運動。

「無法前彎＝身體硬梆梆」是錯誤的觀念

想要檢查身體的柔軟度如何，相信很多人都會想到只要站著前彎就能測試出來。身體夠柔軟的人，手能碰觸到地板或腳尖；碰不到的人，則會被視為身體很僵硬。

只不過，前彎後手碰不到地板或腳尖，這點用肌肉來解釋的話，大多數是臀部的臀大肌，以及大腿後側的大腿後肌僵硬的關係。說不定，其他部分的肌肉可能還是十分具有柔軟度。

一部分的肌肉過度僵硬，另外一部分的肌肉過度柔軟的狀態，將影響到身體的穩定性。

但也不是說，全身所有的肌肉愈僵硬，或是愈柔軟，身體就一定會愈穩定。不過可以確定的是，無論是做運動，或日常生活的一舉一動在內，身體柔軟度愈佳的人，確實愈不容易受傷；在做各種動作時，往往也更順暢，相對於身體僵硬的人，更能健康地度過每一天。

因此，找出身體中「硬梆梆的肌肉」，針對這個部位做伸展運動，以增加柔軟度，是件很重要的事。

容易僵硬的「四塊肌肉」

現在馬上為大家介紹，一般人會容易僵硬的「四塊肌肉」，以及該如何檢測其柔軟度。

1. 大腿後肌（大腿後側）。

2. 股四頭肌（大腿表面）。

3. 臀大肌（臀部）。

4. 髖關節內收肌群（大腿內側）。

在實際試過檢測方式後，也許妳會驚訝地發現，自己的身體其並不如自己想像得那般僵硬。尤其在髖關節內收肌群的部分，只要雙腳能打開九〇度左右就行了。

有關大腿的表面、後側、臀部、內側的肌肉，在左右腳分別檢測之後，假使左右腳某一側感覺極度僵硬時，請將重點放在僵硬的那一側做伸展運動，逐步增加柔軟度。因為左右腳的柔軟度不一致時，也會對身體的穩定度造成影響。

檢測肌肉的柔軟度

① 大腿後肌（大腿後側）

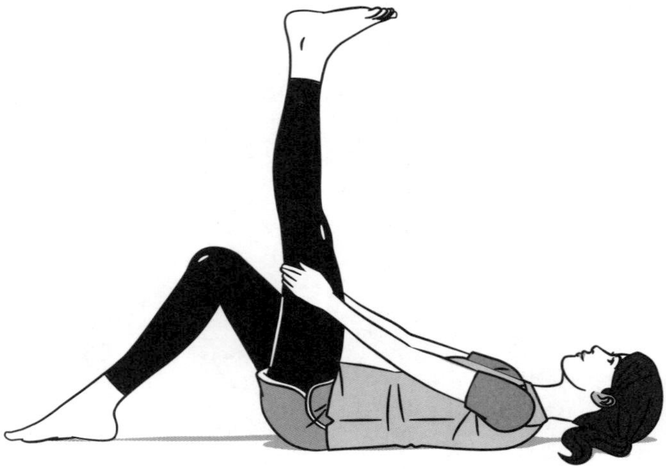

仰躺下來，單腳伸直後直接慢慢往上抬高。

✓ 可抬高至與地板呈 90 度　→　具有適度的柔軟度。
× 無法抬高至 90 度　→　肌肉變僵硬了。

檢測肌肉的柔軟度

② 股四頭肌（大腿表面）

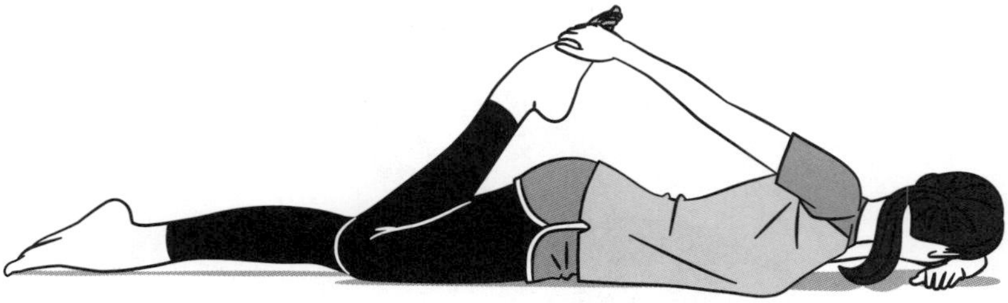

從趴臥姿，使膝蓋彎曲後將腳往上抬高，並用同一側的手握著。

✓ 能夠順利握住腳　→　具有適度的柔軟度。
× 無法握住腳　→　肌肉變僵硬了。

檢測肌肉的柔軟度

③ 臀大肌（臀部）

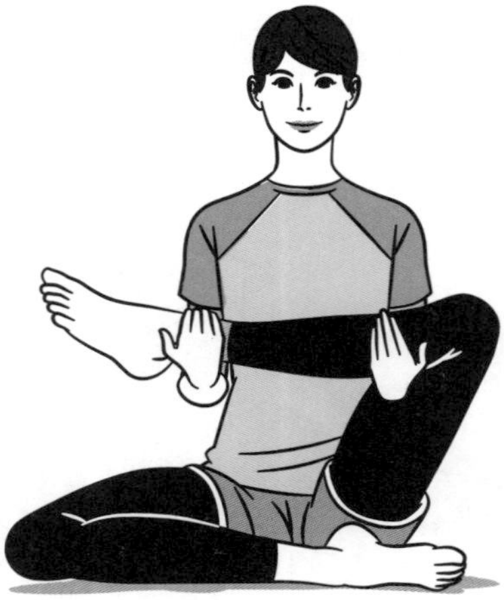

後背挺直，像盤腿坐一樣坐下來，用雙手將單腳的小腿肚與腳踝像抱起來一樣往上抬高。

✓ 小腿可以輕鬆地與地面呈平行　→　具有適度的柔軟度。
× 小腿無法抬高至與地面呈平行　→　肌肉變僵硬了。

檢測肌肉的柔軟度

④ 髖關節內收肌群（大腿內側）

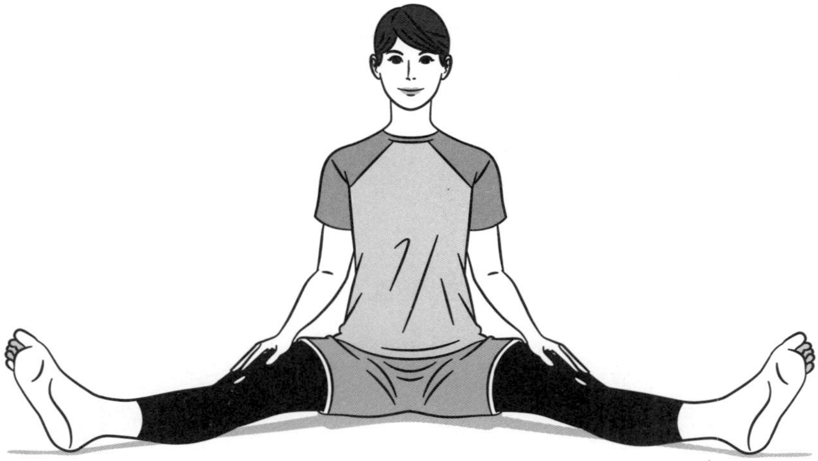

雙腳往前伸直後坐下來，直接將髖關節打開，後背挺直。

✓ 髖關節可以打開 90 度 → 具有適度的柔軟度。
× 髖關節無法打開 90 度 → 肌肉變僵硬了。

只針對容易活動的部位做伸展那可不行！

肌肉感覺腫脹痠痛時，相信很多人都會做做伸展運動。

說不定還會有人抓緊工作空檔伸展一下身體。

只不過，如果做錯伸展運動的話，有時反而會出現反效果，所以即使是伸展也得多加留意才行。

上班族容易感覺腫脹痠痛的原因，通常是因為工作長時間使用電腦，或是通勤途中沉迷於滑手機的緣故。

也就是說，**問題出在長時間維持同一種姿勢**。

還有，隨著科技進步發達，日常生活中需要步行的距離減少，做家事等活動身體的機會也變少了，這些因素都會導致肌肉容易變得硬梆梆。

長時間坐著工作的人，肩胛骨周邊肌肉容易僵硬。

通常肌肉愈少使用，該部位的功能就會逐步衰退，同時也會漸漸喪失柔軟度。也就是說，身體會一天比一天還要僵硬。

想要找回柔軟度，做做伸展運動是不錯的方法。

在我這個體能訓練師的眼裡，當然很希望大家都能積極去做伸展運動。只是一般人用自創方式做伸展運動時，我還是希望有幾點可以請大家留意並修正一下。

超出可動域範圍的伸展運動恐傷及韌帶和肌腱

上班期間，不少人會在辦公室內針對肩頸等部位做「**靜態伸展運動**」。長時間維持同一種姿勢，肌肉會感到痠痛僵硬，藉由伸展運動慢慢地伸展開來，給予刺激之後，一時片刻的確會感覺通體舒暢。

定期做靜態伸展運動可找回身體原本的柔軟度，可使痠痛僵硬的肌肉增加柔軟度。但在冬天氣溫較低的時期，則須特別留意。

當肌肉在冰冷狀態下，勉強用很大力氣伸展開來的話，會超出關節的可動域範圍，不只是肌肉，還會對韌帶及肌腱造成很大負擔，甚至有可能造成損傷。

所以，**寒冷的季節裡，最好在運動後，或是剛泡完澡之後，趁著身體還溫熱的狀態下再做伸展運動**。

另外，想要消除肩膀痠痛，應參閱第二章的解說，此時要做的並非靜態伸展運動，而是改做動態伸展運動會更有效果。

不容易活動的部位更要加強伸展

再者，做伸展運動時經常出現一個錯誤的迷思，就是**老是反覆做自己會的那幾招伸展運動**。

於是乎，只有常做伸展運動的部分變柔軟了，導致身體每個部位的柔軟度並不一致。

肌肉會藉由收縮發揮力量，這時候另一側的肌肉則會伸展開來。倘若另一側必須伸展開來的肌肉硬梆梆的話，這部分的肌肉就會被勉強拉扯開來，形成負擔，導致肌肉受傷。

所以大家不能老是反覆做自己會的那幾招伸展運動，必須做些能充分將硬梆梆的肌肉伸展開來的伸展運動。

但是大部分的人在硬著頭皮試過之後，會發現硬梆梆的肌肉很難伸展開來，因此會就此罷手，「省略這部分的伸展運動」，結果才會演變成，自己容易伸展開來的部位一直在做伸展運動。

這種肌肉柔軟度不平衡的現象，原因就出在妳懂的伸展運動種類太少了。此時應委請教練等專家檢視一下，看看妳身體哪個部位的肌肉很僵硬。

其實現在資訊發達，只要上網輸入肌肉名稱搜尋一下，就能自行找到各種伸展運動的作法。

儘管只是想伸展某一個部位，也應嘗試幾種不同的作法，找出適合自己的伸展運動。

此外，長時間坐著工作的人，肩頸及腰部等部位的周邊肌肉容易硬梆梆。幸好某些伸展運動在辦室內坐在椅子上也很容易進行，所以請大家務必多方嘗試看看。

「伸展」也需要對症，才能有益健康

長時間使用電腦工作，還有搭車或搭飛機遠距離移動後，因為一直維持相同姿勢的關係，有時肌肉會僵硬緊繃。

有些人即使是在每天一早睜開眼醒來時，也會感到肌肉僵硬緊繃。這可能是因為睡眠期間很少翻身，老是維持同一種姿勢的關係。

人類隨著年齡增長，除了肌肉量會減少之外，還會喪失肌肉的柔軟度。所以，若是在肌肉僵硬緊繃時未適度保養的話，肌肉將會一天比一天僵硬。

在肌肉量減少的狀態下，如果長時間維持相同姿勢，就會只靠局部肌肉在支撐身體，於是這部分肌肉的負荷變大，血液循環變差，以致於容易引發僵硬緊繃現象。所以，必須同時設法**增加肌肉的柔軟度**，**以及做肌肉訓練增加肌肉量**。

想要增加肌肉的柔軟度，多數人都會想到該做伸展運動。

誠如前文所述，如要鬆弛肩膀痠痛等處僵硬緊繃的肌肉、增加柔軟度的話，做動態伸展運動才有效果。利用動態伸展運動大幅度活動肌肉，改善血液循環，才能逐步放鬆肌肉。

動態伸展運動與靜態伸展運動，二者的功用並不相同。切記應在適當時間點，做適當的伸展運動。

靜態伸展運動不足以作為熱身運動

若提到動態伸展運動能大展身手的地方，還有做「熱身運動」的時候。

一說到熱身運動，多數人可能都會聯想到站著前彎，以及伸展阿基里斯腱等等的動作。

但是這些動作，卻都屬於放慢動作伸展肌肉的靜態伸展運動。

熱身運動的英文，寫作「warming up」。總之，就是正式進行運動等激烈動作之前，用來溫熱身體的運動。

做熱身運動必須考量到的重點，包含提升肌肉溫度、增加血流量、加快心跳數讓心臟做好準備。除此之外，為了改善關節的活動，並擴展可動域，還必須使關節充分分泌出滑液。

做靜態伸展運動，雖然可藉由慢動作伸展肌肉暫時擴展關節的可動域，但卻幾乎無助於加快心跳數及拉高體溫，還有讓滑液分泌出來。

這種熱身運動，類似讓老車開動前，使引擎空轉（idling）加熱的動作。對車子不感興趣的人，可能很難體會，其實是在說，若讓老車突然引擎全開上路奔馳的話，會對許多零件造成極大負擔，導致車子故障。

人類也是一樣，尤其上了年紀之後，突然做激烈運動時，受傷的風險將會升高。

熱身運動，不只有在做任何運動前能發揮它的功效。

譬如早上起床後，在開始工作前的這段期間，如能做些動態伸展運動改善血液循環，使氧氣及營養素送達大腦，工作效率肯定會提升許多。

工作到一半，感覺肌肉僵硬緊繃時，做做動態伸展運動也十分有效。

話說回來，哪些動態伸展運動適合在辦公室或家中進行呢？

肩膀痠痛時，不妨做做第二章介紹過的，肩胛骨周邊的動態伸展運動。

此外，如想解決雙腳水腫的問題，可參考第三章所介紹的，下蹲前弓箭步與側弓箭步，都能提升下半身的血液循環，使身體溫熱起來。

運動後及就寢前做靜態伸展運動

究竟靜態伸展運動在哪些時間點做最好呢？

例如在運動後做靜態伸展運動，肌肉就能伸展開來變柔軟。因為肌肉的溫度上升，細胞的黏性便會降低，所以很容易伸展開來。包括在洗澡時及入浴後，相信也都會感覺到肌肉容易伸展。

另外，關節僵硬的人，肌肉會緊繃變硬，血液循環會變差，所以要做靜態伸展運動，使周邊肌肉拉伸開來，就能緩解緊繃現象，使血液循環變好。

由於肌肉在收縮時會用力，所以運動後肌肉有時會收縮變短。這時如果能進行靜態伸展運動，幫助這些肌肉伸展，身體就能冷卻下來，使亢奮狀態轉趨於平靜。

就寢前也一樣，若能做靜態伸展運動放鬆大腿及背部等大塊肌肉，就能發揮冷卻的作用，使副交感神經處於優勢。因此睡眠品質會改善，使人容易消除疲勞。

運動前和工作前，以及工作途中做動態伸展運動；運動後與洗完澡，還有睡前應做靜態伸展運動，才能對症運動。

第 8 章

如何運動及飲食
才能健康瘦下來？

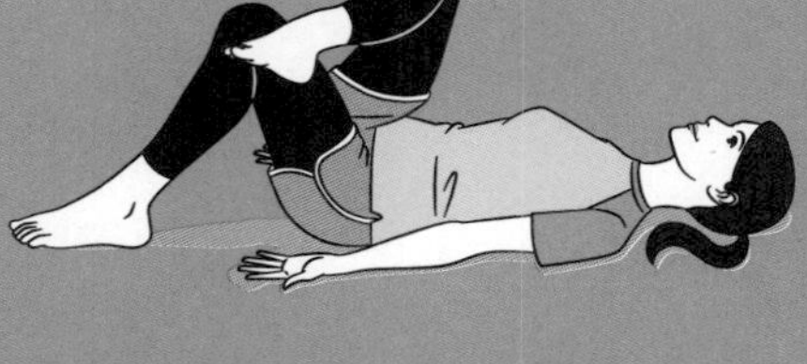

真的能「局部瘦」肚子或手臂嗎？

「想要輕鬆瘦下來」，想必是女性永遠的夢想。

女性多為皮下脂肪型肥胖，想要解決這個問題，前文已向大家說明過，必須長時間勤做肌肉訓練與有氧運動才行。

或許大家會幻想，如果不需要大費周章，就能迅速消除雙臂、大腿及腹部的脂肪，那該有多好？

不過，那是在痴人說夢。

相信很多人都十分渴望，如能「局部瘦身」，單純減去特定部位的脂肪，那就太好了。於是才會有人工於心計，利用這些人的弱點，大量推出標謗局部瘦身的書籍、雜誌、運動輔助器材以及衣物等產品。

而且每一項產品，都振振有辭地保證具有局部瘦身的效果。但是就結果論而言，**局部瘦身在原理上根本不可能實現**。

為什麼這麼做還是瘦不下來？

多數人可能都以為，只要拚命活動想瘦的部分，這個地方的脂肪就會消失不見。

此外，我也曾看過某些文章，報導按摩或是搓揉鬆弛脂肪囤積部位，就能消除脂肪。

但是，這些都是錯誤的觀念。

即便是想瘦肚子而去做腹肌運動，或是想纖細雙臂於是將手肘向後伸展做運動，其實效率都不理想。

我明白大家的心情，為什麼這麼做無法瘦下來，關於這部分，只需思考脂肪分解後用作能量來源的機制，相信就能理解了。

蓄積在全身上下的體脂肪，分解後會形成脂肪酸，而脂肪酸會溶於血液中，成為不可或缺的能量來源，再經由血管運送至肌肉。接下來，當脂肪酸分解成水和二氧化碳後，就會產生能量。

就像這樣，**運動後儲備於全身上下的體脂肪，會逐漸拿來使用，所以並不是正在活動的肌肉上附著之脂肪，才會優先用作能量來源**。

假使正在活動的部分，該處皮下脂肪會優先用作能量來源的話，光是講話，口周就會不斷消瘦下去。所以這種現象並不會發生。

做腹肌運動肚子還是消不了

無論是想瘦腿而努力鍛鍊腿部，還是想瘦手臂而努力運動手部，或是為了想擺脫腰部贅肉而努力做腹肌運動（仰臥起坐），最終往往還是無法達成「局部瘦身」。

做腹肌運動效率並不佳

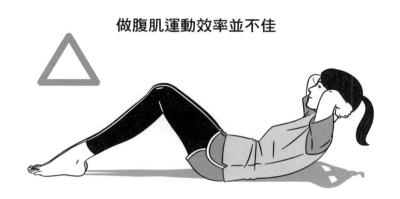

做腹肌運動只能鍛鍊到接近體表的薄薄一層肌肉，所以肌肉量不太會增加。

儘管為了緊實腹部所做的腹肌運動，並非毫無可取之處。事實上，只要做了腹肌運動，肌肉量肯定會稍微增加。肌肉量增加之後，身體的代謝照理來說也會有一定程度的提升。

只不過，假使是為了增加肌肉量而努力做腹肌運動的話，針對下半身做肌肉訓練，會比單純鍛鍊單一部位來得更有效率。

想要有效率地增加肌肉量，最好應鍛鍊大塊肌肉較多的下半身。

前文已經提過了，下半身擁有臀部及大腿這類的大塊肌肉，所以才能夠快速增加肌肉量。

只是，大家常聽到某些特定部位容易長脂肪，或是某些特定部位的脂肪容易消除這方面的論點，因此才會相信局部瘦身並非不可能。

然而局部是否容易囤積脂肪，會因每個人的體質而異。

舉例來說，有些人一胖起來臉就會圓滾滾，有些人則是肚子會跑出一圈肉。瘦下來的時候也是一樣道理。

胖瘦的部位會受到體質影響，所以再努力也無法改變局部。這就是每個人的特質。

所以，請大家別想著靠局部瘦身迅速瘦下來，有耐心地持續做肌肉訓練和有氧運動，健康瘦下來才更是重要。

想長肌肉就得吃蛋白質與醣類！

既然無法靠局部瘦身迅速瘦下來，或許有人會想說，這樣只能靠飲食控制來減輕體重了。

的確，倘若執著在「體重」的數字上頭，就會像第一章介紹過的一樣，或許改吃以蔬食為主的「粗食」，還有透過「斷食」的方式，幾天或幾餐不吃東西，相信就能快速瘦下來。

但是透過粗食及斷食，並無法健康瘦下來，甚至反過來會有損害健康之虞。想要健康減肥，運動與休息才最是重要。

此外，如果想讓自己的身體能夠充分運動又不會受傷，還必須注意營養方面的補充。

運動後的疲勞切記不能留到隔天

我是一名體能訓練師，因此每次在指導運動員的時候，在「消除疲勞」這部分我通常都會特別留意，細心處理。

做完強度高的運動之後，肌肉纖維也會受到些微損傷。

想要盡快修復損傷的肌肉，補充充分的蛋白質也是很重要的關鍵之一。因為透過補充蛋白質的方式修復身體，才不會使疲勞殘留到隔天去。

如果是長距離跑步的選手，我會指導他們，每一公斤體重每天最多應攝取一・八公克左右的蛋白質。假設以體重五十公斤的選手為例子，即應攝取九十公克的蛋白質。

一般人的話，我建議每一公斤體重最多攝取一公克左右的蛋白質即可。最理想的作法，是在運動後二小時之內，攝取高蛋白質的飲食，如此一來，才能順利修復身體。

除了修復外，同時也為了增加肌肉量，蛋白質的攝取非常重要。女性原本就缺乏肌力，如果正在投入肌肉訓練，更應該透過飲食充分攝取蛋白質。

攝取蛋白質時，有一點必須留意，就是脂質不能攝取過多。如果只是因為肉屬於「蛋白質」，於是大吃特吃的話，雖然烹調方式多少有所影響，不過肯定會同時攝取進大量脂質。

除了肉類內含蛋白質之外，魚類以及豆類也含有蛋白質，此外蛋及乳製品等等也是，所以應考量到動物性蛋白質與植物性蛋白質均衡攝取的問題，以防吃下過多脂質。

此外，建議大家盡可能分三餐均衡攝取蛋白質，舉例來說，如為體重六十公斤的人，每餐吃進二十公克左右的蛋白質即可。

以一般日式早餐為例，如果吃了「烤魚、米飯、味噌湯、納豆及蛋」，大致上便內含二十公克的蛋白質了。

另外，一般來說，不管是吃肉或是吃一整片的魚，大約手掌大小便達到二十公克的蛋白質了，所以請大家也能以此作為參考依據。

醣類也要確實攝取

曾有一段時間，流行限醣飲食以達到減肥的目的。

的確，如能限制包含碳水化合物在內的醣類攝取量，即可消耗體脂肪，使體重減輕。

但是，醣類是人類在生存時不可或缺的營養素。

醣類能用作活動肌肉的能量來源，除此之外，**醣類還具有促進肌肉吸收蛋白質的作用**。

甚至有研究報告指出，相較於單純攝取蛋白質，如能同時攝取醣類的話，餐後肌肉的合成反應將增加二倍左右。[1]

只不過，無論我如何再三聲明蛋白質及醣類的重要性，飲食並非只著重上述二者來攝取就行了。

切記盡量從眾多食材中，多方面攝取大量營養素，這個觀念可說在任何情況下皆可通用。

就像第一章解說的內容一樣，除了蛋白質、碳水化合物、脂質這「三大營養素」之外，還必須均衡攝取維生素及礦物質也囊括在內的「五大營養素」。

因為這些**營養素，並無法各自單獨發揮作用，會彼此影響，並且相輔相成於體內運作**。

攝取的營養不均衡的話，無法打造出健康的體魄。所以大家不要為了減肥而減少飲食，應多花點心力在飲食方式上，思考如何均衡攝取營養。

第 9 章

逐年感覺「體力衰退」的元凶原來是？

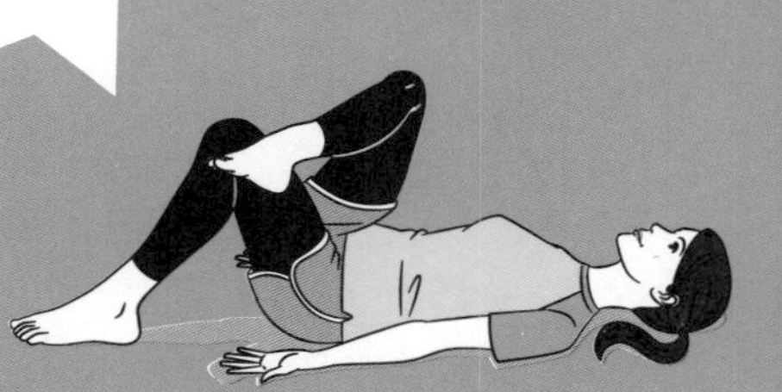

小心！陷入體力節節衰弱的惡循環

不管是誰，上了年紀後，身體的活動力都會慢慢變差。

光是像平時一樣搭電車去上班，或是搭電車回家，有時就會讓人覺得「身體好沉重、很容易疲勞」。從這種現象，自己察覺「**體力衰退**」的人，肯定非常之多。

當意識到體力衰退了，大部分的人往往會開始想盡辦法，盡可能減少會讓自己感到疲累的行動。於是變得很少爬樓梯、步行十分鐘的距離也選擇搭車、買東西全靠網購解決，避免搬運……

事實上，最近生活變便利，人們的日常活動量減少，這些都與平均體力及肌力衰退習習相關。

一旦日常活動量減少，使用肌肉的機會就會減少，於是血液循環也會變慢、肌力衰退，使人更容易疲勞。陷入這樣的惡性循環之後，體力只會愈發加速地衰退。

體力包含肌力、心肺耐力、肌肉柔軟度

究竟在日常生活中經常掛在嘴邊的「體力」，代表什麼呢？**體力可稱之為「肌力」和「心肺耐力」，再加上「肌肉柔軟度」等等加總起來的綜合能力**。

所謂有體力的狀態，意指若要使肌肉持續活動而出力時，心肺功能可有效率地運作，能將大量氧氣吸入體內的狀態。

除此之外，運動後做伸展運動，使肌肉維持適度柔軟度，也是很重要的一環。否則運動後肌肉如果一直都是硬梆梆的話，很容易感覺疲勞。

活動身體，也就是使用肌肉後，血液循環會變好，如此一來，必要的營

養及氧氣才能運送至身體上下。而且，還能促進代謝後製造出來的老廢物質等排出體外，所以運動對全身健康極有貢獻。

話說回來，若想要維持體力，或是想回復已經衰退的體力，究竟該怎麼做才好呢？

想要維持體力，關鍵在於如何去做會使人疲勞的動作。首先，避免在日常生活中只求輕鬆，應鼓勵自己積極活動身體。此外再加上做運動，讓肌肉能接受超出日常生活的刺激，這麼做才有效果。

舉例來說，明明才一層樓高而已，卻經常見到有人不爬樓梯，只搭手扶梯或升降梯。這樣體力只會一路衰退下去。

某些企業及地方政府，為了節省能源及健康著想，提倡「二上三下」。這句話是在說，請大家往上二層樓或往下三層樓時，應善用樓梯。

我將這個活動向上進階，**建議大家上下四層樓都要爬樓梯**。爬樓梯時，將體重完全落在腳掌處，也可以一步跨兩階樓梯。這麼做的話，可刺激到臀部（屁股）的肌肉群，達到鍛鍊的目的。如此一來，就算只有爬一層樓的高度，也足夠給予肌肉刺激了。

另外，只要養成在車站或辦公室等地方，一定爬樓梯的習慣，就算每次只有少量刺激，周而復始下還是能看出成效。

衰退的下半身靠自重肌肉訓練來刺激

對於原本日常活動量就少之又少，極端缺乏運動的人而言，養成爬樓梯的習慣之後，相信體力就能逐漸回復。

但是經過一段時間，當爬樓梯對自己的身體變成很日常的活動之後，爬樓梯便不足以對身體造成刺激了。

請大家要建立一個觀念，**在日常生活中給予肌肉刺激加以鍛鍊，才能維持身體所需最低限度的肌力。**

為了健康著想，如要給予肌肉超出日常生活的刺激時，不妨參考運用自身體重作為負荷的「自重肌力訓練」。

尤其上了年紀後，大塊肌肉集中的下半身會開始衰退，所以請大家開始試著去做第一章所介紹的下半身肌肉訓練。

話說回來，除了肌力之外其餘的二項，也就是心肺耐力以及肌肉柔軟度又該如何提升呢？

關於心肺耐力的部分，首先要請大家在日常生活中積極步行。大家可以規定自己，徒步十五分鐘以內的範圍，一定要步行前往。

此外，踏出腳步時，請提醒自己要用整個腳掌踩在地面上，往後踢之後再向前進。

當然健走及慢跑這類的有氧運動也十分有效。另外還推薦大家做加快腳步的健走與一般步行交互進行的「**間歇快走**」，因為負荷不同的運動交互反覆進行之後，有助於提升心肺功能。

缺乏運動的人，請先從健走或輕度慢跑開始做起，再逐步提升運動負荷，才能自然而然增強心肺耐力。

另外，在做完自重肌力訓練及有氧運動後，再做靜態伸展運動的話，還可提升肌肉的柔軟度。**請大家如同在保養肌肉一樣，不靠反作用力，而是慢慢地將肌肉伸展開來**。

並建議大家，應將重點放在大腿表面及後側、臀部、小腿肚、小腿等，下半身肌肉感覺特別僵硬的地方，好好地伸展一下。

年紀大了之後，肌肉柔軟度會變差，關節可動域也會開始變窄。會導致身體動起來卡卡的，一般的動作也會變小，日常活動量也隨之下降，這也是導致肌力變差的原因之一。

如能在入浴後趁身體溫熱時，還有在睡前等時間點做伸展運動的話，除了肌肉柔軟度會變好，同時睡眠品質也會改善。

因此在沒做運動的日子，做做靜態伸展運動可說也是好處多多。

「靈活度」也能藉由訓練提升

人人都一樣，上了年紀之後，身體的靈活度就會變差。

舉例來說，在空無一物的地方絆倒、上下樓梯險些失去平衡、想拿回零錢卻掉滿地，這類經驗大家都曾有過吧？

絆倒時，或許會懷疑自己「是不是雙腳肌力退步了？」

但是事情可沒那麼簡單。

我認為，這是讓身體想怎麼動就怎麼動，也就是「**靈活度**」這方面的能力出問題了。

活動身體時，為了完成大腦想像中的動作，大腦會下達指令，然後肌肉會動起來，完成一個動作。上了年紀之後，這一連串的身體機能會變差，所以身體才會很難想怎麼動就怎麼動。

靈活度與神經系統的傳導有著密切關係。

比方說，有些人從小就很擅長美勞或繪畫。想要靈活操控手指，將腦海中的想像具體表現出來，是需要靈活度的。

手指靈巧，就表示神經系統的傳導極佳。年紀大了之後，用手進行精密作業就會變成難事，這也正代表靈活度衰退了。

靠運動鍛鍊大腦與神經系統！

身體沒辦法想怎麼動就怎麼動，影響到站立、步行這方面的基本日常動作時，可會成為一大問題。

靈活度的衰退，該如何防止呢？

事實上，即便是走路或上下樓梯這方面的日常動作，大腦都得處理數量龐大的訊息。**其中最關鍵的動作，就是在單腳站立時必須避免失去平衡**。

為了保持平衡，會由小腦處理來自視覺、腳底感覺、肌肉以及源自三半規管（前庭系統）的訊息，並且必須從大腦下達活動骨骼肌的指令。

就連活動肌肉使身體從不穩定的姿勢回復正常之後，小腦也會檢查訊息，假使過程不順利的話，將從大腦下達修正的指令（上述一連串的動作，醫學術語稱之為「協調動作」）。

甚至是走路，都需要小腦和大腦在瞬間協調合作處理眾多訊息。上了年紀的人，由於這些神經傳達系統會衰退，因此靈活度才會變差。

如果是肌肉衰退了，做肌力訓練即可改善；想要避免大腦和神經傳導系統衰退，同樣還是靠做運動最有幫助。

一說到鍛鍊大腦，大家或許會聯想到解謎遊戲。但是如要預防靈活度的衰退，重點還是在於**不斷藉由運動讓大腦處理眾多訊息，再讓神經系統將這些訊息傳達至肌肉**。

積極地走路、跑步，或是在家裡單腳站，皆有助於維持靈活度。總之，

刻意營造身體不穩定的狀態，最是重要。

如要營造身體不穩定的狀態，建議大家善用平衡球做訓練。另外，如要做肌肉訓練的話，像是將單腳往前跨出一步，使體重落在單腳上的「前弓箭步」這項動作，也能使身體處於不穩定的狀態。

還有，比起利用健身器材，讓身體在穩定狀態下做肌肉訓練，倒不如運用自身體重做訓練，這樣更有助於維持靈活度。

什麼時間開始都來得及

隨著年齡增長，靈活度跟著衰退是一大問題，但在另一方面，最近的小朋友已經開始出現靈活度變差的現象，這也是個嚴重的問題。

事實上，**靈活度會在年幼時期發展得最好，尤其所謂的「黃金時間」落在六歲至十二歲左右，這段時期神經系統最為發達。**

除此之外，從十二歲左右開始，心肺功能會開始大幅發展起來，自十六至十七歲左右，則可算是肌肉開始突飛猛進的時期。

從前只要爬爬樹，或是到公園玩玩攀爬架，自然就能養成靈活度，尤其攀爬架算是最合適的器材。在上上下下、爬過來鑽過去的時候，會去思考「穿過哪裡可以最快抵達目的地」，這些過程皆有助於提升靈活度。

身體靈活運用的能力，會在神經細胞與神經細胞結合下逐漸發展起來。而且在年幼時期形成的神經連結，直到長大成人還是能夠保留下來。

例如只要學會如何騎自行車，縱使一陣子沒騎，只要跨上自行車馬上就能馳騁而去，就是因為這個緣故。

在年幼時期培養出來的靈活度，能使人想怎麼動就怎麼動，所以日後開始從事運動時，也能輕鬆學會運動技巧。

可是，最近小朋友外出遊玩的機會變少了，因此靈活度變差，而且這種情形會延續下去，連帶影響長大成人之後的靈活度。

不會爬鐵竿的小朋友愈來愈多，老實說，就是因為父母也不會爬，所以才不懂得怎麼教。

這樣一來，沒什麼機會在小時候養成靈活度的人，從事運動時，會不會也表現不佳呢？其實我並不這麼認為。

過去從來沒打過高爾夫或網球的人，年過四十後才開始打的話，起初或許笨手笨腳，但是經過練習之後，相信就能用流暢動作將球擊出了。或許沒辦法與專業選手並駕齊驅，但是敢說靈活度都能有所提升。

即便已經年過四十，除了能做運動避免靈活度衰退之外，還是有可能藉由運動提升靈活度。

別老抱怨「我老了……」而心生放棄，請大家盡量活動身體，維持自己的身體健康吧！

第 10 章

參考 Q&A
解決運動的「煩惱」

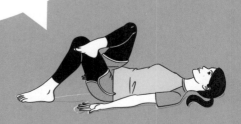

Q1

做肌力訓練，腿會不會越鍊越粗？

常有許多女性問我相同的問題，相信大家都不喜歡腿變粗。但是請大家放心，絕大多數的亞洲女性，做完肌肉訓練後腿也不會變粗。

做訓練後肌肉纖維變粗大的現象，稱作「肌肥大」。不過女性不像男性，並不容易出現肌肥大的現象。

這是因為女性的男性賀爾蒙含量少的關係。男性賀爾蒙，就好像「肌肉的設計圖」，少了它便很難出現肌肥大的現象。

不過做完肌肉訓練之後，肌肉會形成類似「水泡」的狀態，開始腫脹起來，這種狀態稱作「肌肉膨脹」。

在肌肉膨脹的狀態下，可能有些人會感覺腳變粗了，但這只是血液等水分暫時集中的現象，馬上就會解除。

大家無須放在心上，好好做肌肉訓練吧！

A

腿並不會變粗，
請大家放心投入肌肉訓練。

Q2

養成多走一站的距離，這樣總比什麼都不做來得好吧？

在電視等媒體上，經常鼓吹大家「提前一站下車，多走一點距離」這種健康法。可能是受到這方面的影響，每次只要我問學員：「妳有在運動嗎？」往往會有很多人回答我：「目前我正在養成多走一站距離的習慣。」

但是**若以第一章所介紹的「過負荷的原則」來看，單靠日常走路的習慣，根本算不上運動**。

因為若是運動負荷與日常生活沒什麼兩樣，根本無法刺激到肌肉。

再加上以都市地區而言，一站的距離並沒有那麼遠，實際上負荷量非常地低，這樣更稱不上在做運動了。

或許有人會心想：「話雖然這麼說，總比什麼都不做來得好。」可是我更擔心的是，「有些人自以為走上一個車站的距離，就覺得有做運動了」。多走一站的距離，不能算是運動，請大家一定要找時間做做其他的運動，才能維持身體健康。

若真要將通勤途中多走一站的距離當作運動的話，請大家務必換穿健走鞋，用快走的方式走到氣喘噓噓的程度，或是在通勤路徑中加入上坡或爬人行陸橋這方面的路程，提高負荷才行。

只要能做到這等地步，就能稱得上做運動了。

A

多走一站的距離根本稱不上做運動。自以為「多走一站距離就算運動到了」，於是不去做其他運動的話，反而更叫人擔心。

Q3

不喜歡運動後很累的感覺怎麼辦？有沒有做了不累的運動呢？

有些人不喜歡做運動，每次問他們為什麼，總會聽到他們回說：「我不想要太累。」

但是存有這種想法的人，我敢說愈是有必要做運動讓身體感覺疲勞。

事實上，美國運動醫學會（ACSM）已經提出運動方針，說明做運動該達到何種程度身體才會健康。

依據方針內容，在一九七八年當時已經明定，「中高強度的有氧運動一次須做二十至六十分鐘，每週應進行三至五次」。但在二〇〇七年更新後的指南書中，則變更成「建議中高強度的運動，每週最少做五次」。

歷經三十年左右的歲月，研究指出必須做更多運動才能維持健康的理由，或許因為生活更便利，在日常生活中身體活動量減少也是原因之一。

比方說一整天需要走路的距離縮短了，甚至連近在眼前的超商也要開車前往，還有買東西都上網解決使得外出機會減少了。

世界演變成這樣，如果沒有刻意做運動讓身體感到疲累的話，健康受到損害的風險想必將會升高。

如果不喜歡很累的感覺，請一定要找出自己能夠樂在其中的運動來做。

A

就是因為運動會累才有益健康。

多做些會覺得累的運動吧！

Q4

一運動膝蓋就痛，沒辦法做運動該怎麼辦？

年紀大的人，多數膝蓋痛都是因為「骨關節炎」的關係。

當位於膝蓋關節，能發揮緩衝作用的軟骨逐漸磨損，當軟骨碎屑累積導致發炎之後，膝蓋就會痛起來。

而且，症狀一旦惡化，軟骨磨損到露出骨頭，骨頭與骨頭彼此相互磨擦之後，將引發劇烈疼痛。

膝蓋一痛起來，大家或許會心想，根本別想做運動了，**可是如果能做些不會造成膝蓋負擔的運動，反而能藉此解除發炎現象，使疼痛有所減輕。**

例如坐在椅子上，將單腳膝蓋屈伸的體操就很理想。

另外，以女性為例，有些人雖然年紀輕輕，做運動時膝蓋也會痛。這是因為在缺乏肌力下，無法完全吸收對關節造成的衝擊，所以帶給膝蓋的負擔才會變大。

為了避免膝蓋疼痛，請大家要做肌肉訓練，培養雙腳的肌力。只不過，當骨關節炎嚴重到無法運動時，須格外留意，並請遵照醫師指示。

A

建議適度運動解除膝蓋疼痛，另外還要培養肌力保護膝關節。

Q5

餐後應該避免做運動比較好吧？

「餐後最好不要做運動」，有這種觀念的人，出乎意料地多。求學時曾經參加社團外宿集訓的人，大概都記得，午餐後通常不會做運動，而是安排休息的時間。

用餐之後，身體會傾注全力於消化吸收食物，因此就算想做運動，表現也會不佳。通常在餐後一至二小時避免運動，是比較理想的作法。

不過有時須視運動的目的，**有些人在餐後做運動會更有效果，比方說想要預防糖尿病的人**。

想要預防糖尿病，最重要的就是縮小血糖值在一天之內的變動幅度。因為血液中的葡萄糖濃度（血糖值）上升就會對血管造成負擔，這種情形日積月累後，將引發各式各樣的合併症。

餐後血糖值一定會上升。血糖值會在餐後一小時內達到巔峰，所以如能在餐後一小時內做運動消耗掉血液中的葡萄糖，即可降低血糖值。

健檢時發現血糖值偏高，擔心罹患糖尿病的人，請一定要在餐後做運動多加預防。

A

運動的時間點取決於做運動的目的。如果是為了預防糖尿病，在餐後做運動最有效果。

參考文獻

ACOG Committee Opinion No. 650: Physical Activity and Exercise During Pregnancy and the Postpartum Period. Obstet Gynecol, 2015. 126(6): p. e135-42.

Daniela Guarino, Monica Nannipieri, Giorgio Iervasi, Stefano Taddei, Rosa Maria Bruno. *The Role of the Autonomic Nerveous System in the Pathophysiology of Obesity.* Front Physiol. 2017.8:665

Goto K1, Ishii N, Sugihara S, Yoshioka T, Takamatsu K., *Effects of resistance exercise on lipolysis during subsequent submaximal exercise.* Med Sci Sports Exerc. 2007 Feb;39(2):308-15.

Michelle Brasure, Priyanka Desai, Heather Davilla, Vistoria A. Nelson, Collin Calvert, Eric Jutkowitz, Mary Butler, Howrd A. Fink, Edwaed Ratner, Laura S. Hemmy, J. Riley McCarten, Terry R. Barclay, Robert L. Kane. *Physical Activity Interventions in Preventing Cognitive Decline Alzheimer-Type Dementia.* Ann Intern Med. 2018:168(1):30-38

Volpi E1, Mittendorfer B, Rasmussen BB, Wolfe RR., *The response of muscle protein anabolism to combined hyperaminoacidemia and glucose-induced hyperinsulinemia is impaired in the elderly.* J Clin Endocrinol Metab. 2000 Dec;85(12):4481-90.

Yoshimura N1, Muraki S, Oka H, Mabuchi A, En-Yo Y, Yoshida M, Saika A, Yoshida H, Suzuki T, Yamamoto S, Ishibashi H, Kawaguchi H, Nakamura K, Akune T., *Prevalence of knee osteoarthritis, lumbar spondylosis, and osteoporosis in Japanese men and women: the research on osteoarthritis/osteoporosis against disability study.* J Bone Miner Metab. 2009;27(5):620-8.

小川智弘，下肢静脈瘤の疫学・治療法の歴史，日本醫事新報，2016;4824:24-27.

笹月靜，がんのリスク・予防要因——世界と日本，Nippon Rinsho. 2017;75(8):78-83.

佐藤智子，更年期障害治療法の選択　漢方 and/or HRT、エクオール，産婦人科漢方研究のあゆみ，

2018;35:19-23.
三宅秀彥、川端伊久乃、中井章人，妊娠中のスポーツ活動　妊婦スポーツの安全管理基準，日本臨床スポーツ医学会誌，2010;18(2):216-218.
《国民健康・栄養調査》厚生労働省（二〇一七年）。
《国民生活基礎調査》厚生勞働省（二〇一六年）。
《EBM スポーツ医学》宮永豐總監譯（西村書店）。
《ウォーキングブック》宮下充正（BOOK HOUSE HD）。
《運動処方の指針　原書第七版》（南江堂）。
《運動処方の指針　原書第八版》（南江堂）。
《肩こり・頸部痛クリニカルプラクティス》中村耕三編輯（中山書店）。
《患者さんのむくみ、ちゃんと診ていますか?》松尾汎編輯（日本醫事新報社）。
《更年期医療ガイドブック》日本更年期醫學會編（金原出版株式會社）。
《骨粗鬆症の予防と治療ガイドライン二〇一五年版》骨質疏鬆症之預防與治療指南製作委員會編輯（LIFE SCIENCE 出版株式會社）。
《骨粗鬆症のマネジメント》松本俊夫編輯（Medicine and Drug Journal 社）。
《最新版　悩んでないで、スッキリ解決！　だって更年期なんだもーん　治療編》善方裕美（主婦之友社）。
《柔軟性の科学》Michael J. Alter（大修館書店）。
《食欲の科学》櫻井武（講談社 Bluebacks）。
《専門医が治す！自律神経失調症》久保木富房監修（高橋書店）。
《ロコモティブシンドロームのすべて》中村耕三、田中榮：監修　大江隆史、葛谷雅文、星野雄一編輯，日本醫師會發行（診斷與治療社）。

醫生說「請妳運動！」時，最強女性對症運動指南

日本首席體能訓練師教妳：1 次 5 分鐘，改善肥胖、浮腫、自律神經失調、更年期不適！

女性が医師に「運動しなさい」と言われたら最初に読む本

作　者　中野 · 詹姆士 · 修一
監　修　伊藤恵梨
譯　者　蔡麗蓉
內文插畫　內山弘隆
書封設計　張天薪
內文版型　楊廣榕
資深編輯　盧羿珊
行銷總監　張惠卿｜一方青出版國際有限公司
行銷主任　汪家緯
總 編 輯　林淑雯

出 版 者　方舟文化／遠足文化事業股份有限公司
發　行　遠足文化事業股份有限公司
地　址　23141 新北市新店區民權路 108-2 號 9 樓
電　話　+886-2-2218-1417
傳　真　+866-2-8667-1851
劃撥帳號　19504465
戶　名　遠足文化事業有限公司
客服專線　0800-221-029
E-MAIL　service@bookrep.com.tw
網　站　http://www.bookrep.com.tw/newsino/index.asp
排　版　菩薩蠻電腦科技有限公司
製　版　軒承彩色印刷製版有限公司
印　刷　通南彩印股份有限公司
法律顧問　華洋法律事務所｜蘇文生律師

定　價　360 元
初版一刷　2020 年 1 月

讀書共和國出版集團
社　長：郭重興
發行人兼出版總監：曾大福
業務平臺總經理：李雪麗
業務平臺副總經理：李復民
實體通路經理：林詩富
網路暨海外通路協理：張鑫峰
特販通路協理：陳綺瑩
印　務：黃禮賢、李孟儒

國家圖書館出版品預行編目 (CIP) 資料

醫生說「請妳運動！」時，最強女性對症運動指南：日本首席體能訓練師教妳：1 次 5 分鐘，改善肥胖、浮腫、自律神經失調、更年期不適！/ 中野詹姆士修一著；蔡麗蓉譯．-- 初版．-- 新北市：方舟文化出版：遠足文化發行，2020.01
　面；　公分．--（名醫圖解；0AHD0025）
譯自：女性が医師に「運動しなさい」と言われたら最初に読む本
ISBN 978-986-98448-4-0(平裝)

1. 運動療法 2. 健康法

418.934　　108019967

方舟文化
官方網站

方舟文化
讀者回函